DE LA COMBINAISON

DE

L'HOMŒOPATHIE

AVEC

LES AUTRES MÉTHODES DE TRAITEMENT

Mémoire lu au Congrès homœopathique de 1867

PAR

LE DOCTEUR J. PERRY

PARIS

J. B. BAILLIÈRE ET FILS

LIBRAIRES DE L'ACADÉMIE IMPÉRIALE DE MÉDECINE

19, rue Hautefeuille, près le boulevard Saint-Germain

—

1867

DE LA COMBINAISON

DE

L'HOMOEOPATHIE

AVEC

LES AUTRES MÉTHODES DE TRAITEMENT

TRAVAUX DU MÊME AUTEUR

De l'Analgésie et de l'emploi thérapeutique des métaux à l'extérieur. Paris, 1862, in-8 de 32 pages. . . . . 75 c.

De la différence d'action sur l'organisme des médicaments naturels ou atténués par les procédés de l'homœopathie. Paris, 1856, in-8, 24 p. . 75 c.

Lettre sur le choléra, adressée au docteur Nuñez. Paris, 1855, in-8, 32 p. . . . . 1 fr.

Lettre sur le progrès en homœopathie adressée en réponse au docteur Audouit. Paris, 1855, in-8, 32 p. . . . . 1 fr.

Le Choléra, instructions à mes clients. Paris, 1865, in-8. . . . . 50 c.

Étude médicale sur le venin de la tarentule, d'après la méthode de Hahnemann, précédée d'un résumé historique du tarentulisme et du tarentisme, et suivie de quelques indications thérapeutiques et de notes cliniques par le marquis Joseph Nuñez, médecin de S. M. la reine d'Espagne ; traduite par le docteur J. Perry. Paris, 1866, 1 vol. in-8, 268 p. avec 2 fig. . . 4 fr.

PARIS. — IMP. SIMON RAÇON ET COMP., RUE D'ERFURTH, 1.

DE LA COMBINAISON

DE

L'HOMŒOPATHIE

AVEC

LES AUTRES MÉTHODES DE TRAITEMENT

Mémoire lu au Congrès homœopathique de 1867

PAR

LE DOCTEUR J. PERRY

PARIS

J. B. BAILLIÈRE ET **FILS**

LIBRAIRES DE L'ACADÉMIE IMPÉRIALE DE MÉDECINE

19, rue Hautefeuille, près le boulevard Saint-Germain

1867

DE LA COMBINAISON

DE

L'HOMŒOPATHIE

AVEC LES AUTRES MÉTHODES DE TRAITEMENT

MÉMOIRE LU AU CONGRÈS HOMŒOPATHIQUE DE 1867

PAR

LE DOCTEUR J. PERRY

Les médicaments homœopathiques à doses infinitésimales peuvent-ils se combiner avec d'autres médications?

Cette combinaison, si elle est possible, peut-elle être
utile?

Et, dans ce cas, doit-elle être admise uniquement
comme une exception, ou bien peut-elle devenir d'un

1

emploi assez général pour constituer une thérapeutique régulière?

Ces questions ne s'adressent ni aux médecins qui, n'attribuant aux doses infinitésimales aucune sorte d'action, ne peuvent songer à les combiner avec les moyens plus ou moins énergiques dont ils disposent, ni à ceux qui, ayant au contraire dans la puissance de ces doses une confiance sans limites, n'éprouvent aucun besoin d'y rien ajouter. Je pose ces questions et je vais les examiner pour les praticiens qui reconnaissent à la fois, à quelque degré que ce puisse être, l'efficacité des médicaments infinitésimaux, et celle des médicaments à doses massives, l'importance de la méthode homœopathique et celle des autres méthodes thérapeutiques.

Le nombre de ces praticiens est plus grand que ne pourrait le faire supposer la violence avec laquelle se repoussent encore les deux écoles rivales, et l'apparente incompatibilité de leurs doctrines. Ce *tiers parti* médical va se recrutant chaque jour, non-seulement dans les rangs des médecins allopathes que des circonstances diverses ont conduits à essayer les doses infinitésimales et à en constater les surprenants effets, mais aussi dans les rangs des médecins homœopathes que des échecs, en suivant la voie exclusive de Hahnemann, ou que de suprêmes nécessités au lit du malade ont contraints à chercher des ressources dans la médecine traditionnelle. Les uns et les autres, quel qu'ait été leur point de départ, et qu'ils soient plus ou moins engagés dans cet éclectisme thérapeutique, se trouvent dans une situation dont je connais toutes les incertitudes et les difficultés, pour en avoir longtemps souffert moi-même. C'est donc, je crois, leur rendre service que de leur exposer les résultats de ma propre expérience et les considérations qui peuvent les soutenir et les guider dans la voie nouvelle où ils essayent de marcher.

L'objection qui arrête tout d'abord ceux qui sont tentés d'associer l'homœopathie aux autres médications peut se formuler ainsi : « Les doses infinitésimales, par suite de leur excessive ténuité, ont nécessairement sur l'organisme une action tellement délicate et fugitive, que la moindre influence extérieure doit l'annihiler (1) ou au moins la troubler beaucoup, et, puisque les plus grandes précautions hygiéniques sont indispensables pour en assurer l'efficacité, comment pourrait-on songer à combiner des modificateurs aussi subtils avec les agents énergiques et plus ou moins perturbateurs de la thérapeutique ordinaire? Les premiers seront évidemment anéantis par les seconds, et, s'ils ne le sont pas entièrement, que restera-t-il de leurs effets? Comment les discerner, et quel secours sérieusement en attendre? » Partant de ce raisonnement, le médecin allopathe ne voit plus dans une telle association qu'une tentative inutile, si ce n'est ridicule, dans laquelle les agents atténués ne peuvent que perdre de leur valeur propre sans rien ajouter à l'effet des autres, et le médecin homœopathe n'y voit, lui, qu'un retour déguisé aux anciennes méthodes, où l'homœopathie, sacrifiée de fait,

______

(1) Hahnemann, dans une note à l'article *Quinquina* (*Matière méd. pure*, t. III, p. 383) s'exprime ainsi : « Quand on prodigue ainsi des médicaments accessoires... l'action de doses aussi faibles que celles dont la médecine homœopathique fait usage *est étouffée sur-le-champ*.

se trouve en outre compromise comme doctrine. Ils se croient obligés dès lors à renoncer, le premier à l'ancienne thérapeutique s'il veut essayer de l'homœopathie, le second à ses doses infinitésimales s'il veut emprunter quelques ressources à un autre mode de traitement.

Il existe, à la vérité, un moyen terme, qui consiste à employer séparément les deux genres de médication, en adoptant celle-ci ou celle-là, suivant les circonstances, en les altérant au besoin. Il est probable que les médecins dont je parle ont procédé ainsi plus d'une fois. Mais cet expédient, auquel on peut recourir dans les cas sans gravité, où le praticien a toute latitude pour choisir et varier les moyens, n'est plus possible lorsque le degré avancé de la maladie, la rapidité ou la violence des symptômes, ne laissent de place ni aux tâtonnements, ni à la temporisation. Or, c'est précisément alors que le médecin, pressé par l'urgence, a besoin de saisir tout ce qui peut lui offrir une chance de succès ; ce sont ces extrémités, providentielles à mes yeux, qui le contraignent à surmonter tous les scrupules, à essayer de l'inconnu, de l'absurde même, de tout ce que sa raison ou ses principes repoussaient jusque-là, et qui font que l'allopathe alors songe à l'homœopathie, que l'homœopathe se souvient de l'ancienne médecine. Mais, au moment de céder à cette pressante nécessité, voilà l'objection tirée du mélange des médications qui se dresse devant lui et l'arrête en lui commandant de séparer des méthodes qu'il aurait un si grand intérêt à pouvoir combiner, et d'abandonner celle qu'il a toujours pratiquée pour lui en préférer une dans laquelle il est sans expérience, hésitant et malhabile. Comment pourrait-il s'y résoudre ?

L'emploi successif des médications homœopathiques et allopathiques n'est donc point admissible dans les circonstances graves et pressantes; et même, dans celles plus ordinaires où le médecin pourrait y avoir recours, cette faculté se trouve encore restreinte et entravée par plus d'une incertitude d'application. A quelle distance, par exemple, pourra-t-on faire succéder une médication à l'autre sans nuire à aucune des deux ? Il est admis en homœopathie que la durée d'action d'une dose infinitésimale est généralement de une à plusieurs semaines dans les maladies chroniques, et de un à plusieurs jours dans les maladies aiguës. On sait d'autre part que les médicaments ordinaires, aux doses massives, ont des effets qui se prolongent longtemps quand l'organisme en a été saturé, ainsi qu'on le voit après les traitements par les mercuriaux, par les eaux minérales, etc. Faudra-t-il, entre chaque médication, attendre tout le temps nécessaire à la complète extinction des effets de celle qui aura précédé ? Dans les idées actuelles, il est évident que, pour être conséquent avec soi-même, on ne pourrait procéder autrement. Quelle lenteur alors, propre à décourager le praticien sans préventions qui désirerait utiliser ce qu'il croit bon dans les deux thérapeutiques ! Voilà donc la vérité devant lui ; elle lui tend ses deux mains, qu'il voudrait serrer à la fois pour la posséder tout entière, et il ne peut en saisir une qu'à la condition d'abandoner l'autre. Homœopathie ou allopathie, telle est, en dépit de tout, l'alternative que lui imposent les préjugés des deux écoles, mais surtout cette opinion unanime que les atténuations infinitésimales ne sont compatibles avec aucune autre médication. Examinons donc cette opinion en nous plaçant successivement au point de vue des faits et de la doctrine.

PREMIÈRE PARTIE.

Les médicaments homœopathiques à doses infinitésimales peuvent-ils se combiner avec d'autres médications?

Les faits tels qu'ils se présentent, non pas accidentellement et dans quelques expériences plus ou moins contestables, mais chaque jour et dans la pratique de tous les médecins homœopathes, démentent de la manière la plus formelle l'opinion admise d'après Hahnemann, que « l'effet des doses si exiguës de l'homœopathie peut être éteint, surpassé ou troublé par tout stimulant étranger ; » il suffit, pour s'en convaincre, d'examiner ce qui se passe soit lorsque les doses homœopathiques sont administrées à un sujet encore tout saturé de médicaments à doses massives dont il continue de subir les effets les plus caractéristiques, soit lorsque ces doses massives ou tels autres agents susceptibles de modifier l'économie sont appliqués d'une manière accidentelle ou continue à des sujets actuellement soumis à l'action des médicaments homœopathiques. Chacun de nous, sans avoir besoin de faire appel à l'expérience d'autrui, trouvera certainement dans sa pratique des faits qui appartiennent à l'une ou l'autre de ces deux catégories.

Dans la première se rangent naturellement les cas si nombreux dans lesquels nous sommes appelés à donner nos soins à des malades qui viennent de subir des traitements plus ou moins compliqués et violents,

dont l'énergie même n'est à pas à nos yeux une des moindres causes de la gravité du mal qu'on nous charge de
guérir : ici ce sont des superpurgations produites par
le calomel, les antimoniaux, etc.; là l'état de somnolence
et de nausée, déterminé par les narcotiques ; ailleurs
le musc, l'éther, etc., imprégnent encore non-seulement le malade, mais tout ce qui l'entoure; jamais
influences médicamenteuses, jamais « stimulants étran-
gers » ne sauraient être ni plus actuels dans leur
action, ni plus évidents, ni plus énergiques souvent. C'est cependant au milieu de pareilles conditions que le médecin homœopathe est sans cesse mis
en demeure de montrer l'efficacité des agents infinitésimaux, et sans hésiter, sans se préoccuper de tant
d'influences qui devraient réduire à néant la médication,
il administre une dose homœopathique, et il a pu voir
alors avec quelle merveilleuse rapidité le médicament
atténué, passant à travers tant d'obstacles présumés,
a été réveiller la vitalité, modifier l'organisme, et produire de ces cures inespérées qui ont tant contribué à la
propagation de l'homœopathie. Chacun de nous pourrait
rapporter bon nombre de ces exemples ; mais qu'il me
soit permis d'en citer un dont j'ai été témoin dans la
pratique de Hahnemann lui-même, et qui, à ce titre
aussi bien que par les conditions qui s'y sont trouvées
réunies, mérite d'être pris en considération. Il s'agissait d'un enfant d'environ trois ans atteint d'une méningite, et pour lequel Hahnemann était appelé en déses-
poir de cause. Nous trouvâmes le petit malade dans un
sommeil comateux, la tête rasée et enduite de pommade mercurielle et couverte en partie d'une vessie

pleine de glace: il portait un vésicatoire à la nuque ; on lui promenait les sinapismes sur les membres infé-rieurs ; il avait en outre depuis plusieurs jours des selles fréquentes que l'on entretenait par l'emploi du calomel, et en vue sans doute des convulsions qui alter-naient avec le coma, on avait administré tout récemment un lavement dans lequel entraient du musc et du cam-phre. Hahnemann, après avoir fait enlever les divers topiques et aérer quelque peu l'atmosphère de cette chambre où lui-même respirait avec indignation tant d'odeurs réprouvées, se borna d'abord pour tout traite-ment à placer par intervalles sous le nez de l'enfant un flacon contenant un petit nombre de globules de la 30ᵉ dilution de *belladone*. Au bout de quelques heures, nous vîmes cesser les convulsions, le sentiment et la connaissance revenir ; et le traitement continué pendant deux ou trois jours de la même manière, en changeant seulement les médicaments d'après les indications qui se présentaient, rendit le petit moribond à la santé, malgré l'arrêt désespérant qu'avaient prononcé les au-tres médecins.

Voilà donc, dans ce cas, les molécules de la 30ᵉ at-ténuation de *belladone* introduites dans les voies res-piratoires du malade en même temps que celles bien autrement appréciables et, d'après l'opinion générale, bien autrement énergiques du camphre et du musc qui remplissaient l'atmosphère. Voilà ces molécules *infinité-simales* aux prises dans le même organisme avec cette première cause d'anéantissement, et de plus avec le mercure, les cantharides, la moutarde, qui assiégeaient, si je puis ainsi dire, toutes les voies d'absorption, ébran-

laient à la fois presque tous les points sensibles, et rien
de tout cela n'a empêché la belladone de manifester
immédiatement toute son efficacité! Que manque-t-il
à cette démonstration? Et, pour que l'admirable intel-
ligence de Hahnemann n'en ait pas été frappée, combien ne fallait-il pas qu'elle fût absorbée par d'autres
préoccupations ! Mais lui comme tous les autres homœopathes ne voyait dans les faits de ce genre qu'une démonstration plus éclatante de la doctrine, que le triomphe des doses infinitésimales ; il ne s'apercevait pas du
démenti qu'en recevaient en même temps ses hypothèses
sur l'extrême fragilité de ces doses et sur les précautions indispensables à leur action.

Dans la seconde catégorie se rangent des faits très-
différents au premier abord, mais qui tous plus ou
moins évidemment conduisent à la même conclusion.
D'abord ce sont ceux dans lesquels nous donnons nos
soins à des malades exposés continuellement par leur pro-
fession à des influences médicamenteuses parfois même
délétères, tels que les parfumeurs, les droguistes, les
pharmaciens, les manipulateurs de produits chimiques,
les teinturiers, les peintres et tous les ouvriers qui
respirent des poussières métalliques ou métalloïdes
(céruse, cuivre, charbon, soufre, phosphore, etc.) ou des
gaz, des essences, des vapeurs malsaines, et le nombre
en est immense à Paris surtout et dans les grands cen-
tres industriels. Nous traitons néanmoins ces malades par
l'homœopathie, et nous ne leur faisons en général pas
moins de bien qu'aux autres, quoiqu'ils se trouvent
tous à des degrés divers dans les conditions qui devraient, selon nos idées, rendre impossible l'action de

nos médicaments. Non-seulement nous les guérissons ou les soulageons tout autant que les malades placés dans des conditions différentes, mais parfois même nous atténuons sensiblement les mauvais effets qu'ils ressentent des influences nuisibles auxquelles ils sont exposés.

Dans quelques-uns de ces cas nous pouvons voir, comme dans l'exemple que j'empruntais tout à l'heure à la pratique de Hahnemann, les médicaments homœopathiques pénétrer dans l'organisme en même temps et par les mêmes voies que les agents perturbateurs, sans que l'action des premiers en soit le moins du monde troublée ni affaiblie. Ainsi je me souviens d'avoir traité avec un plein succès une dame de comptoir d'un de nos plus grands magasins de parfumerie de Paris, qui souffrait depuis plusieurs mois d'une violente névralgie faciale. Je n'employai que *spigélie*, puis *belladone* et enfin *zinc* à la 30ᵉ dilution, par *l'olfaction;* et c'était dans son magasin, au milieu de l'atmosphère de tant de parfums que, deux ou trois fois par jour, elle aspirait pendant quelques instants le flacon qui contenait des globules en dissolution. L'effet en était presque immédiat; les crises, calmées d'abord par les deux premiers médicaments, cessèrent pour ne plus revenir après quelques olfactions de *zinc*.

Des faits non moins concluants se présentent journellement à l'observation de chacun de nous parmi ceux de nos malades qui conservent, malgré nos prohibitions, ou chez qui nous tolérons l'habitude du café, du thé, du tabac, des spiritueux, etc. Excepté chez ceux *auxquels ces substances sont nuisibles par elles-mêmes*, remar-

quons-nous qu'elles entravent manifestement le traitement? Je puis affirmer que non, et les témoignages de
nos confrères abondent sur ce point. Aussi, de toutes
parts, ils se relâchent de la sévérité du régime primiti-
vement tracé par Hahnemann, et leurs concessions, bien
que partielles, constituent par leur ensemble une néga-
tion à peu près complète des conditions que le fondateur avait posées comme indispensables à l'efficacité des
doses infinitésimales. C'est surtout dans les habitudes
nationales de chaque pays qu'on peut voir, sur une
grande échelle, des preuves en faveur de cette tolérance;
partout elles ont forcé la main aux homœopathes, et
en Allemagne, la bière, la pipe et la choucroûte, pro-
scrites ailleurs, ont paru compatibles avec le traitement,
tandis qu'en Angleterre, le thé et les spiritueux trouvaient plus particulièrement grâce, en France, le vin,
le café et le cigare, etc. Hahnemann lui-même n'a pas
échappé à cette inconséquence lorsque, la pipe à la bou-
che tout le jour, il expérimentait sur lui les effets des
doses infinitésimales sans se préoccuper de ceux du tabac, et enfin lorsqu'il triturait les médicaments, ou-
vrant et fermant ses flacons de globules au milieu de la
fumée qui l'entourait, sans crainte que leur vertu en fût
altérée.

Je ne conteste pas que l'habitude n'affaiblisse beaucoup les impressions que l'économie peut recevoir des
agents de toutes sortes que je viens de passer en revue,
et qu'elle ne les rende ainsi moins aptes à contrarier
les impressions toutes nouvelles que peuvent déterminer les médicaments homœopathiques. Cependant on ne
saurait nier qu'ils ne conservent une influence très-

réelle, qui se manifeste soit par les maladies propres à certaines professions, soit au moins par des troubles plus ou moins spéciaux de la santé. Et quant aux substances médicamenteuses jusqu'à un certain point que nous avons admises dans notre hygiène, telles que le café, le thé, le tabac, nous ne pouvons en suspendre brusquement l'usage sans éprouver de suite des malaises ou même de véritables souffrances qui font voir combien leur action sur notre organisme reste positive et constante malgré le bénéfice de l'habitude. Or, si les doses infinitésimales exigent pour être efficaces une exclusion complète de toute influence autre que la leur, il est évident qu'elles auraient dû échouer dans ces innombrables circonstances, tandis que nous sommes obligés, par ce qui précède, de reconnaître le contraire.

II

Il me reste, pour compléter ces preuves, à signaler un dernier ordre de faits, ceux dans lesquels nos malades, pendant qu'ils suivaient le traitement homœopathique, ont eu recours, à notre insu, à une médication différente, soit une tisane, soit une purgation ou un révulsif, soit même à une émission sanguine, ou bien ont continué quelque ancienne pratique en dehors de nos prescriptions, telles que l'entretien d'un exutoire, d'une eau minérale aux repas, du vin de quinquina, etc. Combien de fois, lorsque ces infractions sont arrivées à notre connaissance, n'avons-nous pas eu lieu de nous étonner du peu d'inconvénient qu'elles avaient eu pour le résultat du traitement, à ce point qu'elles auraient

passé pour nous inaperçues ! J'en appelle là-dessus aux
souvenirs de nos confrères, je suis sûr qu'ils ne me dé-
mentiront pas. Pour ma part, pendant la période de ma
pratique où je me renfermais avec le plus de rigueur
dans l'homœopathie pure, j'eus plusieurs fois de ces
surprises dont je ne fus pas médiocrement déconcerté.
Je demande à en citer deux entre autres qui m'impres-
sionnèrent d'autant plus que je me trouvais en présence
d'un agent que les homœopathes, à la suite de Hahnemann, sont arrivés à considérer comme une sorte d'antidote universel de nos médicaments ; j'ai à peine besoin de nommer le *camphre*.

Un jeune homme que j'avais traité avec le plus grand
succès pour des symptômes gastriques, inutilement
combattus auparavant par diverses médications, et en
dernier lieu par celle de Raspail, me demanda, en prenant congé de moi et en me remerciant de mes soins,
s'il ferait bien de *continuer* à humer des cigarettes de
camphre. Le mot « continuer » me causa une surprise
qui augmenta quand j'appris de ce jeune homme que
depuis environ deux mois qu'il était entre mes mains,
il n'avait cessé de humer, pendant une partie de la jour-
née, du camphre dans un tuyau de plume ; et cependant
la *noix vomique*, la *bryone*, le *thuia* et les autres médicaments que je lui avais prescrits n'avaient manqué
de produire aucun des bons effets que j'avais attendus
de chacun d'eux. Fallait-il en conclure que c'était le
camphre qui l'avait guéri ? Non, car durant plusieurs
mois qu'il en avait fait usage avant les médicaments homœopathiques, il n'en avait éprouvé aucun bien, tandis
qu'au contraire l'amélioration avait commencé dès les

premières doses de la *noix vomique;* mais si nous sommes fondés à attribuer la guérison à ce médicament et à ceux que j'administrai ensuite, nous devons en même temps reconnaître que le camphre ne fut pas un obstacle à leur action.

Une autre fois, je fus appelé chez une jeune ouvrière que je soignais à mon dispensaire pour une bronchite chronique, dont je l'avais en peu de temps soulagée d'une manière si remarquable que, toute reconnaissante du bien que je lui avais fait, elle me demandait mes soins pour sa mère malade et alitée depuis longtemps. En entrant chez elle, je sentis une forte odeur de camphre qui remplissait tout le logement, et j'appris que c'était là le milieu dans lequel vivait ma jeune cliente depuis que je la traitais. Sa mère se soignant d'après la méthode Raspail, elle la frictionnait matin et soir avec l'alcool ou la pommade camphrée et lui faisait des applications d'eau sédative; de plus, après toutes ces manipulations, elle couchait avec elle dans le même lit.

Respirer le camphre et l'ammoniaque nuit et jour! quelles conditions, selon nos idées, pouvaient être plus contraires à l'action des médicaments homœopathiques? Et pourtant, ils avaient opéré de suite, et chaque jour de mieux en mieux, à ce point que je pouvais considérer cette cure déjà prochaine comme un des heureux résultats de ma pratique. Quel coup pour mes convictions si religieusement hahnemanniennes, tout au moins pour mes préventions contre le camphre! Cependant je n'y renonçai point encore, et, tout en reconnaissant à ces deux faits une grande valeur, je me défendis d'en rien conclure avant d'avoir expérimenté directement quel était le degré d'influence que le camphre et d'autres substances médicamenteuses exerçaient sur le traitement homœopathique. Je choisis d'abord des affections simples, dont les symptômes nets et peu nombreux trouvent leurs analogues dans des médicaments homœopathiques à action bien connue, comme l'angine tonsillaire le trouve dans la *belladone*, l'aménorrhée dans la *pulsatille*, certaines dyspepsies dans la *noix vomique*, l'odontalgie nocturne dans la *camomille*, les vertiges congestifs dans l'*aconit*, etc., et j'employai concurremment soit des frictions générales ou locales avec de l'alcool camphré, soit, pour remplir quelque indication accessoire, une infusion médicamenteuse, ou un purgatif, ou un métal appliqué à la peau. Tantôt je commençais le traitement par les doses homœopathiques, faisant intervenir ensuite l'un de ces moyens, tantôt, au contraire, je débutais par ceux-ci, et leur associais ensuite le médicament homœopathique, et j'observais que, contrairement à ce qu'enseigne notre doctrine, les doses infinitésimales non-seulement agissaient encore et aussi bien, mais souvent même qu'elles agissaient beaucoup mieux, c'est-à-dire qu'elles trouvaient dans tel ou tel de ces différents moyens un auxiliaire qui leur permettait de développer plus promptement et plus complétement leur efficacité spéciale. Enhardi par ces premiers résultats, je multipliai mes recherches dans ce sens, j'en élargis peu à peu le cercle, et, depuis douze ans que je les ai commencées, je puis dire que je les ai assez répétées sous toutes les formes et dans les situations les plus diverses pour les considérer comme suffisamment concluantes. Et, lorsque j'ajoute au témoignage de mon expérience personnelle tant de preuves que j'ai énumérées d'abord, je crois pouvoir affirmer avec certitude que la médication homœopathique peut se combiner avec d'autres médications sans rien perdre de son efficacité.

Je ne me dissimule pas que ces conclusions, si contraires à tous les enseignements de Hahnemann, ne doivent heurter chez mes confrères des idées fortement enracinées, et surtout un sentiment des plus honorables, bien qu'il soit souvent aveugle, le respect pour l'autorité du maître. Aussi ne demandé-je point à être cru sur parole, mais seulement qu'on ne repousse pas sans les examiner les faits et les conclusions que je viens d'exposer ; que chacun veuille bien expérimenter de son c ôté comme je l'ai fait moi-même, et dise hautement ce qu'il aura constaté, car il y va d'une question dont nul praticien ne peut se dissimuler les importantes conséquences.

Comment Hahnemann et tant d'esprits distingués parmi ses disciples ont-ils admis jusqu'ici une opinion toute contraire et sont-ils tombés si longtemps dans une erreur que tant de faits auraient dû leur rendre évidente? Et dans cette nouvelle doctrine, que deviennent les antidotes si nombreux de notre matière médicale et toutes les incompatibilités qui ont servi en grande partie de base au *régime homœopathique?*

De ces deux objections, la première mérite à peine qu'on s'y arrête : l'histoire de la science n'est-elle pas pleine de ces méprises des plus hautes intelligences qui, abusées par de simples apparences ou des raisonnements spécieux, ont donné leurs présomptions pour des certitudes, et accrédité longtemps des erreurs dont nous avons peine aujourd'hui à nous expliquer le triomphe et la longue durée? Mais ici l'erreur du fondateur de l'homœopathie s'explique et se justifie par le point de vue auquel l'avait placé sa théorie de la guérison par les semblables et la découverte des doses infinitésimales. Hahnemann, en atténuant ses médicaments, avait pour objet d'en affaiblir autant que possible les effets pathogénétiques, afin d'épargner à l'organisme une aggravation homœopathique au moins inutile quand elle n'était pas nuisible. Mais comme, d'autre part, il n'attribuait l'action curative des médicaments qu'à ces mêmes effets pathogénétiques, en les voyant s'affaiblir rapidement dans la série des atténuations, il était fondé à croire que leur force curative était réduite dans la même proportion, et que ce qui en subsistait encore exigeait des ménagements extrêmes pour que rien n'en vînt troubler les manifestations. De là les précautions minutieuses dont il entourait le malade pour le soustraire aux moindres influences du dehors. En vain voyait-il l'*efficacité* des médicaments se développer par les atténuations successives au lieu de s'affaiblir; en vain caractérisait-il lui-même ce développement de force par le mot *dynamisation*, qui à ses yeux devenait synonyme d'atténuation, il ne pouvait perdre de vue l'affaiblissement si évident des effets pathogénétiques, ce qui le ramenait aussitôt à l'idée de faiblesse des doses infinitésimales et inspirait toute sa diététique.

Une autre raison encore commandait toutes ses précautions, disons mieux, toutes ses exclusions : elles étaient évidemment indispensables du moment qu'il

s'agissait d'observer l'action des médicaments sur l'organisme sain, ce que Hahnemann appelait si justement
leurs *effets purs*. Pour constater ceux-ci dès leur appa-
rition, les suivre dans leur développement et jusque
dans leurs moindres nuances, il fallait que l'organisme
tranquille et limpide se laissât voir, en quelque sorte,
jusqu'au fond, sans que rien vînt en troubler la surface
ou y refléter une image étrangère. Et ces exigences
restaient nécessairement les mêmes lorsque le médicament était appliqué, non plus à l'homme sain, mais à
l'homme malade, car il fallait alors relever les moindres détails de la lutte entre la maladie médicinale
et la maladie naturelle, constater les modifications obtenues, et à un nouveau tableau morbide opposer une
nouvelle similitude. Rien de plus logique, rien de plus
nécessaire que d'assurer rigoureusement, dans l'un
comme dans l'autre cas, la pureté de toutes les données
expérimentales ; et ce sera l'un des plus beaux titres de
gloire de Hahnemann d'avoir par cette méthode trans-
formé l'étude de la matière médicale en lui donnant
une base scientifique. Loin de moi donc la pensée de
tenter un retour qui mettrait en question un aussi incontestable progrès. Mais, il faut le reconnaître, l'excel-
lence de cette méthode, lorsque l'on n'a en vue que
d'étudier les agents thérapeutiques dans leurs effets
purs ou même cliniques, perd de sa valeur devant les
exigences de la pratique médicale, où le problème n'est
plus la connaissance du médicament, mais la guérison
ou le soulagement le plus prompt possible du malade.
C'est uniquement sur ce dernier terrain que j'ose con-
seiller d'autres errements que ceux qui furent tracés par

le maître, et que je crois, en le faisant, remplir un devoir qu'il nous a prescrit lui-même dans cette belle proposition, par laquelle s'ouvre son *Organon :* « La première, l'unique vocation du médecin est de rendre la santé aux personnes malades ; c'est ce qu'on appelle guérir. »

La seconde objection, ai-je dit, est celle qui se tire des antidotes homœopathiques. Elle est sérieuse; mais, pour la ramener à sa juste valeur, il est nécessaire de bien préciser d'abord tous les termes de la question, et pour cela je me vois obligé d'entrer dans quelques explications sur le sens que nous devons attacher au mot *antidote.*

Pour l'ancienne école, la qualification d'antidote ne s'applique qu'aux substances qui sont susceptibles de neutraliser un agent toxique ou d'en anéantir plus ou moins complétement les effets. En homœopathie, où les médicaments ne sont jamais employés à des doses toxiques, le mot d'antidote sert à caractériser seulement les agents médicinaux ou diététiques auxquels nous attribuons la propriété de faire cesser ou d'affaiblir beaucoup une partie ou la totalité des effets d'un médicament dynamisé.

Si nous parcourons la liste des antidotes admis pour tels dans notre matière médicale, nous voyons qu'ils sont de deux ordres : ceux qui offrent dans leurs effets purs une similitude générale ou partielle avec les effets du médicament auquel on les oppose, et ceux que l'expérience seule a fait reconnaître susceptibles de modifier l'action d'un médicament, sans qu'on puisse l'expliquer par la loi de similitude. Les premiers sont, dans toute la rigueur du mot, des antidotes homœopathiques ; les autres ne sont que des antidotes empiriques. Au sujet des premiers je n'ai rien à contester, la loi des semblables trouvant son utile application aussi bien à une maladie médicinale qu'à une maladie naturelle (1).

Quant aux antidotes empiriques, ils sont en petit nombre dans notre matière médicale, cependant ils y ont une importance considérable par le rôle que plusieurs jouent dans nos habitudes diététiques, et par l'action presque universelle attribuée à l'un d'eux. Ce sont le vin, l'alcool, le café noir, les acides végétaux, l'éther nitrique et le camphre. Ces diverses substances ont-elles toute l'action qu'on leur attribue en homœopathie, et est-il bien constant que le vin détruise les effets de l'*aconit*, du *graphite*, etc., le café noir ceux de la *belladone*, de la *camomille*, etc.? Il est certain que différents expérimentateurs ont constaté l'utilité du vin et des acides végétaux contre les effets toxiques de l'*aconit*, celle du café noir dans l'empoisonnement par l'*opium*, et, bien qu'il y ait quelques divergences entre les dires

(1) Je ne m'explique pas pourquoi nos ouvrages pratiques d'homœopathie, le *Manuel* du docteur Jahr entre autres, signalent tel médicament comme antidote d'un autre, et n'admettent pas la réciproque ; comment, par exemple, la *pulsatille* y est indiquée comme antidote du *platine*, et celle-ci comme antidote, non pas de la *pulsatille*, mais du *plomb ;* la *staphysaigre* comme antidote du *thuya*, et le *camphre*, au lieu du *thuya*, comme antidote de la *staphysaigre*. Toutes ces distinctions ne se justifient pas par le principe de notre thérapeutique, qui, au sujet des antidotes, devrait conduire nécessairement à cette formule générale : *Un médicament ne peut être l'antidote d'un autre, sans que ce dernier ne le soit à son tour du premier.* Il est à remarquer que cette réciproque, qui devrait être une conséquence si logique de la loi des semblables, Hahnemann lui-même ne l'a admise que pour l'*opium* et le *camphre*, qu'il donne comme antidote général l'un de l'autre, et pour le *fer* et le *quinquina.*

des toxicologues et ceux de Hahnemann quant aux antidotes de certains poisons tels que la *belladone*, la *jusquiame*, etc., je n'hésiterai pas à admettre comme suffisamment établies les affirmations de notre maître sur tous ces points où il a dû apporter la même observation attentive et clairvoyante qui caractérise toutes ses recherches expérimentales.

Mais de ce que le vin, le café ou les acides administrés à doses fortes et répétées au moment où l'organisation est aux prises avec un poison, peuvent en atténuer et même en faire cesser l'action toxique, devons-nous conclure que ces mêmes substances, aux doses et au milieu des circonstances où nous en faisons usage habituellement, c'est-à-dire mêlées à nos aliments, conserveront la même efficacité? Il est permis d'en douter. Néanmoins, en admettant que même dans ces conditions les choses dussent se passer de la même manière ou à peu près, nous est-il permis, en nous fondant sur les effets de ces doses massives contre des doses toxiques, de conclure que ces mêmes doses massives auront sur les doses infinitésimales des effets tout à fait semblables et par conséquent que le vin éteindra l'action de l'*aconit* à la 30ᵉ dilution, le café noir celle de l'*opium* à cette même dilution ou seulement à la 6ᵉ? Rien n'est moins démontré, et je ne veux pour preuve du contraire que ces innombrables faits que j'ai signalés plus haut, et les habitudes que nos confrères tolèrent dans chaque pays. Du reste ces contradictions entre la pratique et la doctrine ne sont qu'apparentes, et j'espère démontrer tout à l'heure comment elles peuvent se concilier.

Pour le camphre l'objection semble plus grave. Hahnemann a affirmé qu'il était à divers degrés l'antidote de 85 des médicaments qu'il a expérimentés. Stapf, Hering, Hartlaub et Trinks, etc., qu'il l'était de 22 autres médicaments; d'où il résulte que, sur 240 substances que nous avons expérimentées sur l'homme sain, le camphre est l'antidote de 105, et, comme de ces 240 substances, il y en a 102 dont les antidotes n'ont pas été indiqués par les observateurs, le camphre se trouve donc être l'antidote de 105 sur 138, c'est-à-dire des trois quarts de nos médicaments. En admettant que, par suite d'idées préconçues, Hahnemann et les autres expérimentateurs aient présumé cette action du camphre plus souvent qu'ils ne l'auraient constatée d'une manière positive, elle n'en resterait pas moins établie suffisamment à l'égard d'un grand nombre de substances végétales, animales ou minérales. Car il faut tenir grand compte du soin avec lequel Hahnemann a précisé les degrés de cette action du camphre suivant qu'il la trouvait plus ou moins complète, la mettant quelquefois en parallèle avec celle de tel autre antidote comme de l'éther nitrique ou du vin, constatant au sujet de l'angusture qu'il n'en modifie en rien les symptômes, et ailleurs qu'il exaspère ceux du nitrate de potasse. Toutes ces distinctions témoignent du soin avec lequel Hahnemann a étudié cette propriété étrange du camphre qu'il a qualifiée lui-même de « surprenante, d'énigmatique, » et il n'est pas permis de supposer qu'il y ait eu partout illusion de sa part non plus que de celle d'observateurs comme Hering, Stapf, etc. Le camphre est donc, à n'en pas douter, une substance qui jouit de la propriété d'éteindre, de modifier, parfois même d'aggraver les

effets primitifs ou pathogénétiques d'un grand nombre
de médicaments administrés soit à doses massives, soit
à doses infinitésimales. D'une autre part, j'affirme que
depuis douze ans que je soumets journellement à des
frictions avec l'alcool camphré un grand nombre de
mes malades, je n'ai jamais remarqué que le traitement
homœopathique que je leur ai prescrit en fût troublé
d'une manière appréciable. Qu'on veuille bien en outre
se rappeler les deux faits que j'ai cités plus haut de ce
jeune homme humant journellement du camphre, et de
cette ouvrière soignant sa mère par la méthode de
Raspail, deux preuves que j'étais alors loin de chercher;
qu'on se rappelle enfin la guérison de cette méningite
que Hahnemann traita par l'olfaction de la belladone
au milieu d'une atmosphère médicinale où le camphre
dominait avec le musc. Y a-t-il donc encore ici une
nouvelle contradiction entre la doctrine et les données
expérimentales, que dis-je, entre ces données elles-
mêmes puisqu'elles semblent nier entre mes mains ce
qu'elles ont affirmé entre les mains de Hahnemann et
de ses disciples les plus éminents? Non ! on va le voir,
il n'y a en tout cela aucune contradiction, mais uniquement une fausse interprétation de l'un des éléments
de la question, que quelques mots d'explication suffi-
ront, j'espère, pour mettre en évidence.

Lorsque Hahnemann affirme que le camphre, à doses
répétées, est l'antidote d'un médicament, il entend par
là qu'il en fait disparaître plus ou moins les effets primitifs ou pathogénétiques, et, comme dans sa doctrine
ces effets sont les agents directs de la guérison, puisqu'ils constituent la maladie médicinale qui doit se

substituer à la maladie naturelle, il en résulte nécessairement que, à ses yeux, anéantir l'action pathogénétique, c'est anéantir la réaction curative, c'est tout détruire du même coup. Tout agent susceptible de porter une atteinte quelconque aux effets pathogénétiques d'un médicament est donc absolument incompatible avec le traitement homœopathique. Rien de plus logique.

Mais quand on veut bien examiner les faits d'un autre point de vue que celui de Hahnemann et de son école, on ne tarde pas à reconnaître, ainsi que je crois l'avoir suffisamment démontré dans le mémoire que je présentai au congrès de 1856 (*sur la Différence d'action des médicaments atténués ou à l'état naturel*), on ne tarde pas à reconnaître, dis-je, que les effets pathogénétiques ne constituent pas à eux seuls toute l'action d'un agent thérapeutique ; qu'avec ces effets pathogénétiques marchent les effets curatifs ; que, à côté de la force pathogénétique se trouve la force curative, et que de leur réunion résulte la puissance médicinale de tout agent thérapeutique ; mais en même temps on reconnaît que ces forces sont distinctes, parfois inverses, et jusqu'à un certain point indépendantes l'une de l'autre. Le résultat des procédés de préparation homœopathique est d'affaiblir la première et de développer la seconde.

C'est ce que Hahnemann a bien entrevu et a exprimé partiellement dans maints passages de l'*Organon* et de la *Matière médicale pure*, mais sans chercher à mettre d'accord les deux ordres de faits, empêché qu'il en était par ses idées sur la substitution de la maladie médicinale à la maladie naturelle. De là ces contrastes lorsqu'il recommande les atténuations tantôt comme un moyen d'affaiblir l'énergie des médicaments, tantôt comme un moyen de la développer (1). Nulle part ce contraste ne ressort plus frappant que de la comparaison des paragraphes 279 à 285 de l'*Organon*, où, après avoir établi que « la dose du remède homœopathique *ne saurait jamais être assez faible pour la rendre inférieure en force* à la maladie naturelle, » et que « cette proposition sert de règle pour atténuer la dose de tous les médicaments homœopathiques jusqu'à un degré tel qu'ils ne produisent plus qu'une aggravation presque insensible; » il ajoute en note : « D'ailleurs le médicament homœopathique, à chaque dilution ou division, *acquiert un nouveau degré de puissance par les secousses qu'on lui imprime, moyen inconnu avant moi de développer les vertus inhérentes aux substances médicinales.* »

Ainsi, diminution de la force aggravante ou pathogé-

---

(1) Dans la *Matière médicale pure*, les préambules d'un certain nombre de médicaments fournissent à ce sujet deux groupes d'affirmations contraires qu'il est intéressant de rapprocher.

Au chapitre de la *salsepareille*, Hahnemann dit que la teinture de ce médicament, lorsqu'elle n'est pas étendue, même à la dose d'une seule goutte, est une dose souvent *trop forte ;* de là, ajoute-t-il, la nécessité de la diluer. Pour l'*argent*, il dit que la 2ᵉ atténuation est trop forte ; pour la *rue*, que la 5ᵉ dilution est encore un peu trop forte ; que la 12ᵉ dilution du *quinquina* est souvent encore trop forte. On suit là en quelque sorte pas à pas Hahnemann dans sa poursuite de la dose suffisamment *faible*.

Mais voilà qu'au contraire il reconnaît pour l'*or* que les atténuations au-dessus de la 3ᵉ ne font que *développer* davantage sa puissance ; pour le *semen contra*, que les vertus médicinales de cette substance sont bien plus *développées* quand on les porte jusqu'à la 30ᵉ dilution ; enfin, pour le *thuya*, que non-seulement la 30ᵉ, mais même la 60ᵉ dilution, quand chaque flacon a reçu dix fortes secousses, *n'est pas beaucoup plus faible que les premières, qu'au contraire l'énergie va toujours en croissant.* Des expériences réitérées ne lui ont, dit-il, laissé aucun doute à cet égard.

nétique, et en même temps développement de la puissance, des vertus inhérentes aux substances médicinales, tel était bien, aux yeux de Hahnemann lui-même, le double et inverse résultat obtenu par les atténuations. Mais, je le répète, il s'est borné toujours à le constater, sans chercher à l'expliquer, sans même se préoccuper des contradictions dans lesquelles cela le jetait. Il y a là, certes, de quoi surprendre, de la part d'un esprit si rigoureusement logique; mais aussi rien ne prouve mieux la justesse de ses observations et la parfaite bonne foi avec laquelle il les constatait, s'opposant à lui-même sans autre souci que celui d'exprimer la vérité telle qu'elle s'offrait dans le moment à ses regards.

Quoi qu'il en soit, ce double phénomène, cet effet inverse des atténuations si bien reconnu par Hahnemann, et dont tous nous sommes témoins chaque jour, étant incontestable, ne pouvant être expliqué par une seule force, il faut de toute nécessité admettre le dualisme qui seul concilie les faits et justifie la prétention de l'homœopathie, qui est de guérir avec les doses infinitésimales mieux qu'avec les doses massives, qui, dans l'autre hypothèse, aboutit à cette formule : « Les médicaments guérissent d'autant mieux qu'ils agissent moins; » formule absurde dont on s'est fait contre nous une arme de ridicule.

Dès que l'on reconnaît dans les médicaments deux forces, l'une pathogénétique, l'autre curative, on conçoit que l'une d'elles puisse être altérée, amoindrie ou augmentée sans que l'autre soit modifiée ou le soit au même degré ni de la même manière. On peut admettre dès lors que telle substance soit l'antidote des effets

toxiques ou seulement pathogénétiques d'un médicament, sans en éteindre du même coup les effets curatifs,
et, pour revenir au point de départ de cette discussion,
que le camphre puisse être réellement l'antidote d'un
très-grand nombre de nos médicaments, ainsi que l'attestent Hahnemann et tant d'autres homœopathes, et que
néanmoins il n'enlève pas sensiblement leur *efficacité* à
ces mêmes médicaments, ainsi que je l'atteste de mon
côté. Le même raisonnement s'applique au vin, aux
acides, au café, au tabac, à tous ces aliments ou condi-
ments que la doctrine devait proscrire rigoureusement
et que nul de nous ne devrait tolérer. Croyons bien que,
s'ils sont rentrés néanmoins ou restés dans nos habitudes en dépit de nos principes, et si Hahnemann, lui
aussi, nous a donné l'exemple de ces infractions en tolé-
rant, en pratiquant même le tabac, c'est parce qu'il est
devenu évident qu'aucun de ces divers agents n'empêche
les doses infinitésimales d'opérer la guérison.

Les mêmes considérations expliquent encore comment nous guérissons nos malades au milieu de conditions et d'atmosphères dans lequelles l'organisme absorbe des substances qui devraient absolument anéantir
nos doses infinitésimales.

Est-ce à dire que rien ne peut contrarier notre traitement, ni en compromettre le succès, et qu'il soit
indifférent que les sujets se trouvent soumis à des influences nuisibles à l'organisme, ou plus ou moins
perturbatrices? Je n'ai pas à me défendre de cette
supposition : personne plus que moi ne croit à la nécessité des conditions hygiéniques pour seconder une
cure quelle qu'elle soit; mais si je repousse sévère-

ment tout modificateur qui, sans concourir au but du traitement, pourrait ébranler l'organisme, ce n'est point parce que je crains que l'efficacité des doses infinitésimales en soit directement compromise, c'est parce que je veux éviter au malade toute impression qui pourrait lui être personnellement nuisible. En un mot, ce n'est nullement en considération du médicament homœopathique, mais seulement du malade, que je trace le régime et que j'y admets ou que j'en repousse tels ou tels éléments ; je ne me préoccupe, dans ce choix, que de ce qui peut être favorable ou contraire au sujet qui est en traitement, sans égard au médicament employé. Aussi les mots *régime homœopathique* n'ont pas de sens à mes yeux : il n'y a pas un régime spécial pour l'homœopathie et un autre pour l'ancienne école, il y a seulement un régime pour chaque malade suivant sa constitution, son état morbide et les indications que le médecin se propose de remplir.

Qu'il puisse exister, pour les médicaments atténués, certaines incompatibilités, comme on en constate pour les doses massives, c'est possible ; je dirai même qu'il est rationnel de l'admettre *a priori*. Mais il nous reste à les rechercher, à les constater expérimentalement, tout ce que nous savons sur nos antidotes ne pouvant rien nous faire préjuger à l'égard de cette nouvelle catégorie d'incompatibilités, puisqu'il nous est démontré maintenant qu'une substance peut être l'antidote des effets pathogénétiques d'un médicament homœopathique sans contrarier en rien ses effets curatifs. Un nouveau problème se pose donc pour nous, qui est celui-ci : étant donné tel médicament homœopathique, quelles sont les conditions ou les substances qui s'opposent directement à son *efficacité?*

III

Après avoir discuté l'objection que soulevait nécessairement la question de nos antidotes, il me reste à présenter une dernière considération qui explique comment les médicaments homœopathiques peuvent se combiner avec les autres médications.

Quand on considère comment se comportent dans l'organisme deux médicaments donnés simultanément, l'un à dose massive, l'autre à dose infinitésimale, on ne tarde pas à reconnaître qu'ils opèrent chacun librement, complétement, sans se nuire dans leurs effets essentiels, absolument comme s'ils avaient chacun une sphère d'action parfaitement distincte (1). Qu'un sujet,

(1) Ces deux sphères d'action ou cette différence dans la manière dont les médicaments se comportent à l'égard de l'organisme suivant qu'ils sont à l'état massif ou à l'état d'atténuation, s'observe également dans la manière dont ils se comportent à l'égard des corps inorganiques dans leurs effets physiques ou chimiques. Ainsi, au delà de la 3ᵉ atténuation, les substances insolubles, comme l'or, le charbon, la silice, etc., deviennent solubles dans l'eau ou l'alcool ; celles qui sont le plus promptement altérables à l'air se conservent sans être modifiées pendant des mois et des années; ainsi le nitrate d'argent, le phosphore, les matières organiques telles que les corps d'animaux (abeilles, araignées), les venins, etc.; l'acide fluorique n'attaque pas le verre; le camphre, l'iode, le brome, cessent d'être volatils.

Ces faits, que nous avons admis d'abord sur l'affirmation de Hahnemann, et que tous les homœopathes ont constatés dans leurs expérimentations pures et cliniques, ces faits, dis-je, ont été démontrés de la manière la plus évidente par les expériences que le docteur Lembert (de Lyon) répéta en 1856 devant le congrès, et qu'il a formulées dans une série de propositions dont j'extrais seulement celles qui ont trait à notre sujet :

1° Les réactions chimiques sont d'autant plus lentes à se produire que les dissolutions sont plus étendues ;

2° A un certain degré de dilution, les réactions chimiques n'ont plus lieu.

par exemple, comme je l'ai observé plusieurs fois, ait une stomatite mercurielle, même très-intense, et qu'on lui administre, pour combattre des symptômes accidentels, indépendants du mercure, un médicament homœopathique plus ou moins atténué (à la 12ᵉ ou à la 30ᵉ dilution), ce dernier produira tous les effets qu'on en peut espérer, absolument comme si le sujet n'était point sous l'influence du mercure, ou, si l'on veut, comme

Le docteur Lembert a démontré que, pour beaucoup de substances, les réactions ne cessaient de se manifester à la dilution dans laquelle la substance n'est plus que dans la proportion d'un millionième, c'est-à-dire à la 3ᵉ dilution homœopathique ; et que, à la proportion d'un cent-millionième (4ᵉ dilution homœopathique), aucune substance ne manifeste plus de réaction chimique ;

3° Tous les corps réputés insolubles deviennent solubles par la division mécanique (comme la trituration employée pour les préparations homœopathiques), et la dissolution en est d'autant plus stable que le degré de dilution est plus étendu ;

4° A un certain degré de dilution, leur stabilité devient permanente ;

5° La 4ᵉ et même la 5ᵉ dilution homœopathique pourraient bien, pour certaines substances insolubles, ne pas présenter une stabilité suffisante; il serait donc imprudent de compter sur elles quand elles sont anciennes.

6° Les dilutions élevées sont permanentes.

Il n'échappera à personne de quel intérêt sont pour la science ces modifications remarquables imprimées à la matière par le simple fait de l'atténuation obtenue à l'aide de la dissolution ou de l'attrition. Il y a là, certes, un vaste champ d'observations toutes nouvelles, et lorsque les savants voudront bien tourner de ce côté leur attention, ils ne tarderont pas à reconnaître que non-seulement pour la médecine, mais aussi pour les sciences naturelles, les doses nfinitésimales de Hahnemann constituent une des branches les plus importantes de la *microscopie* ou du monde immense des infiniment petits.

Ces phénomènes d'ordre physico-chimiques ne prouveraient rien sans doute, quant à ceux qui se produisent dans l'organisme vivant; mais, ces derniers étant déjà bien constatés, ils servent à les confirmer, et mettent en évidence comme une grande ligne de démarcation entre la matière à l'état *massif* et la matière à l'état d'*atténuation;* ce n'est plus une question de quantité, mais une question de qualité qui s'élève, et les déductions tirées de l'arithmétique portent ici complétement à faux; il y faut renoncer pour chercher ailleurs les lois nouvelles de ce nouveau monde encore inexploré.

si l'on avait affaire à deux sujets, dont l'un aurait la stomatite et l'autre les symptômes accidentels. .

Qu'un malade soumis à un traitement thermal et faisant usage d'eaux minérales très-actives (je citerai, entre autres, celles de Carlsbad, parce que le fait m'a été assuré par notre honorable confrère, le docteur Porges, et que j'ai eu moi-même occasion de le constater), que ce malade soit pris de souffrances gastriques ou autres qu'il soit nécessaire de combattre par un traitement intercurrent, les médicaments homœopathiques pourront être employés alors avec le plus grand succès. Il y a plus, et c'est du docteur Porges que je le tiens, l'action de nos médicaments semble alors plus efficace, et réciproquement, celle des eaux de Carlsbad semble à son tour favorisée par l'intervention des doses infinitésimales. Je me hâte d'ajouter que pour rien au monde notre confrère ne laisserait flairer à ses malades la moindre parcelle de camphre de crainte de détruire l'action des médicaments homœopathiques; l'innocuité à leur égard des eaux si énergiques de Carslbad ne le rassure pas. Ce qui prouve à quel point les préventions d'école peuvent fausser notre logique, mais ce qui laisse également au témoignage de notre confrère toute sa valeur en faveur de ma thèse, puisqu'il ne saurait être suspect d'abonder dans mes idées.

Qu'on me permette, dans cet ordre de faits, d'en citer un qui s'est produit entre les mains de notre regretté confrère Escallier. Parmi plusieurs malades que je lui confiai en partant pour une absence de plusieurs semaines (il y a deux ans), se trouvait un M. M..., d'une cinquantaine d'années, atteint d'une hypertrophie du

cœur avec insuffisance des valvules mitrales, grande irré-
gularité des battements du cœur, et qui était en proie,
depuis quelques semaines, à de violentes palpitations,
avec étouffement, toux sèche par quintes, gonflement
énorme du foie, œdème considérable des membres infé-
rieurs, du scrotum, des parois abdominales, ascite, soif
ardente, très-peu d'urines, impossibilité de se coucher ni
de faire des mouvements; les crises de suffocation se
renouvelaient par accès qui semblaient mettre la vie en
danger. Ce n'était pas la première fois que j'avais eu à
combattre chez ce malade un pareil état, mais jamais il
n'avait eu ce degré de gravité ni de persistance. J'avais
dû recourir au seul médicament que j'aie jamais trouvé
efficace dans des cas semblables, à la *digitale* en
poudre à doses graduellement croissantes. M. M...
prenait depuis quelques jours vingt à vingt-cinq centigrammes de feuilles en poudre par jour ; il commen-
çait à en éprouver quelques vertiges, des colorations
jaunes et vertes devant les yeux, un état nauséeux; mais,
en même temps, les urines tendaient à augmenter, et
il y avait un léger soulagement. Obligé de le quitter sur
ces entrefaites, je recommandai à Escallier de mainte-
nir le malade sous l'influence de ce médicament, malgré les troubles qu'il provoquait, jusqu'à ce· qu'une
abondante diurèse et la cessation presque complète des
symptômes permissent d'abaisser graduellement les
doses. Je le priai de ne pas se laisser effrayer par les
signes d'intolérance, tant qu'ils ne prendraient pas trop
d'intensité (car ce n'est qu'au prix d'un certain degré
d'intoxication que l'on obtient, dans ces cas redoutables,
les effets salutaires de la *digitale ;* je le dis pour en avoir

fait l'expérience plusieurs fois chez des sujets dont les symptômes avaient acquis les plus formidables proportions et dont l'état semblait désespéré). J'ajoutai que, s'il survenait chez M. M... quelque trouble accidentel, quelque complication, il pourrait, en faisant usage des médicaments homœopathiques sans suspendre la *digitale*, s'assurer de la parfaite indépendance d'action de ces deux ordes de moyens.

L'occasion ne se fit pas attendre : le malade, ayant pris froid en passant la nuit près de sa fenêtre ouverte, ressentit une douleur vive au côté droit, de la fièvre et une aggravation des quintes de toux et de la dyspnée. Escallier lui administra aussitôt de l'*aconit* et de la *bryone* alternés à la 12e dilution, et fut émerveillé de la promptitude avec laquelle les médicaments firent cesser cette complication, malgré les pilules de *digitale* qui étaient administrées dans l'intervalle des potions homœopathiques. Pour que rien ne manquât à sa conviction, les mêmes accidents se renouvelèrent au bout de quelques jours, alors que le malade entrait en convalescence, et ils cédèrent de nouveau à l'*aconit* et à la *bryone* comme la première fois.

Dans les exemples qui précèdent, quoique les doses massives et atténuées aient évidemment opéré sans se nuire et en quelque sorte comme si elles ne se rencontraient pas dans l'organisme, on peut contester que ce soit parce que leur sphère d'action était différente, et en voir simplement la raison dans la différence des médicaments eux-mêmes, ayant une aptitude spéciale pour agir les uns sur tels organes, les autres sur tels autres. Mais où cette interprétation tombe d'elle-même, c'est lorsque nous administrons une seule et même substance à la fois à doses massives et à une dilution élevée. Nous voyons alors qu'elle produit deux ordres d'effets tout à fait différents, indépendants les uns des autres et qui ne se contrarient en aucune façon. Ainsi, j'ai observé des sujets qui buvaient du café noir pour combattre la migraine, et peu après, tandis que durait encore la stimulation favorable du café, prenaient avec un succès immédiat du *café* à la 30ᵉ dilution pour combattre une odontalgie. D'autres, dont les souffrances locales étaient apaisées par des cataplasmes ou des liniments laudanisés, flairaient en même temps de l'*opium* à la 6ᵉ ou à la 12ᵉ dilution, qui faisait cesser soit une constipation opiniâtre, soit une céphalalgie occipitale avec somnolence et état nauséeux. D'autres fois la *camomille* était administrée avec avantage en infusion chaude contre des coliques flatulentes après le repas, et l'odontalgie développée en même temps ne cédait qu'à la *camomille* à la 12ᵉ dilution. Ailleurs enfin, le *proto-iodure de mercure* était donné comme antisyphilitique, et sur le même sujet une entérite avec ténesme et selles mucoso-sanguinolentes, développée sous une influence épidémique, cédait à quelques doses de *mercure* soluble à la 30ᵉ dilution. Il n'y a pas un de nous qui ne puisse, en y regardant bien, retrouver dans sa mémoire des faits du même genre.

Toujours est-il que dans le peu que j'en rapporte, nous voyons qu'il y a pour les médicaments deux modes d'action différents suivant la nature des doses : ici le café en boisson agissant sur la migraine et non sur l'odontalgie, qui cède au café à la 12ᵉ dilution ; là l'opium opérant directement sur l'élément douleur sans modifier la constipation ni la céphalalgie occipitale, tandis que, à la 6ᵉ ou 12ᵉ dilution, il excite les contractions intestinales et serait assurément impuissant contre la douleur; ainsi des autres. C'est ce que je caractérise en disant que les doses massives et les doses atténuées ont deux sphères d'action distinctes. Et cette expression n'est pas une simple métaphore; elle répond assez exactement à ce que nous savons de l'absorption des médicaments en rapport avec leur degré de solubilité. S'il est vrai, comme il est de principe en thérapeutique, que les médicaments n'agissent, du moins à la surface des muqueuses (1), qu'autant qu'ils sont dissous (*corpora non agunt nisi soluta*), c'est évidemment parce que la dissolution les rend aptes à pénétrer plus ou moins profondément dans l'organisme et à se mettre en rapport avec les parties pour lesquelles ils ont cette mystérieuse élection qui fait leur spécificité. Dès lors il est évident que,

(1) Depuis longtemps, en effet, on conteste à la peau le pouvoir d'absorber les liquides médicamenteux, et, malgré les expériences consignées dans le mémoire présenté à l'Académie des sciences par le docteur Charles Hoffmann, tout dernièrement le docteur Roussin est venu de nouveau contester cette absorption et montrer au contraire, par plusieurs expériences concluantes, que les substances médicamenteuses étaient promptement absorbées à l'état solide, par exemple sous forme pulvérulente, ou incorporées à des corps gras, tandis qu'elles ne le sont pas à l'état de dissolution. Sans admettre sur ce dernier point les conclusions du docteur Roussin, ni des expérimentateurs qui nient que la peau absorbe des médicaments liquides, je crois qu'elle se laisse pénétrer aussi par les corps à l'état solide, et qu'elle peut même, sous leur forme la plus dense, leur emprunter des molécules d'une ténuité inappréciable dont le dégagement ne saurait être directement constaté, mais que rend évident l'effet de ces corps sur l'organisme. L'action de l'ambre jaune appliqué à la peau dans les affections nerveuses convulsives, celle des marrons d'Inde portés dans les vêtements contre quelques congestions hémorrhoïdales, en sont des exemples entre beaucoup d'autres. Tous les faits de la métallothérapie sont encore du même ordre.

lorsqu'il existera une différence considérable dans le degré de leur dissolution ou de leur aptitude à pénétrer, il devra en résulter une grande différence entre leurs manifestations électives dans l'organisme. C'est ce qu'il est aisé du reste de constater en comparant entre elles des doses massives, suivant que la substance en est plus ou moins soluble ou encore suivant qu'elle est administrée dans des proportions qui lui permettent de pénétrer plus ou moins dans l'intimité des organes. Comparez le mercure coulant, dont une dose traverse le tube digestif comme un simple corps grave, avec le proto-chlorure de mercure, puis avec le dcuto-chlorure. Comparez le proto-chlorure avec lui-même, purgatif à la dose d'un gramme, et altérant aux doses réfractées de quelques centigrammes qui en favorisent l'absorption ; la digitale, éméto-cathartique à haute dose, tandis qu'elle agit directement sur le cœur à dose réfractée. Voyez au contraire le tartre stibié, vomitif à cinq centigrammes, altérant et contro-stimulant aux doses rapidement croissantes qui obligent l'estomac à le tolérer et à l'absorber. Si, dans l'échelle si bornée des doses massives et des degrés de solubilité des médicaments en substance, nous pouvons constater déjà d'aussi importantes différences quant à leurs effets physiologiques et thérapeutiques, quelle ne doit pas être cette différence entre ces doses massives et les atténuations de l'homœopathie ! La faculté de pénétrer était, aux yeux de Hahnemann, ce qui caractérisait au plus haut degré les dilutions homœopathiques ; il s'en exprime ainsi dans son *Organon* (§ 269) : « Par un procédé qui lui est propre et qu'on n'avait jamais essayé avant elle, la médecine homœopathique développe tellement les vertus

médicinales des substances grossières, qu'elle procure à
toutes une action *des plus pénétrantes*, même à celles
qui, avant d'avoir été traitées ainsi, n'exerçaient pas la
moindre influence médicamenteuse sur le corps de
l'homme. » Et (à la note du § 288) il ajoute : « Plus on
porte loin la dilution, plus l'action médicinale que la
préparation exerce sur la force vitale et sur l'état du
sujet paraît acquérir de rapidité *et devenir pénétrante.* »
C'est bien aussi, selon moi, ce qui leur permet d'atteindre des organes auxquels n'arrivent pas les doses
massives, soit parce que l'action de celles-ci est plus
superficielle, plus limitée, soit parce qu'elles provoquent
de la part de l'organisme une beaucoup plus prompte
élimination ; de là résulte pour elles, ainsi que je le
disais plus haut, deux sphères d'action toutes diffé·
rentes. De là aussi leur indépendance, et la possibilité
d'employer simultanément des doses massives et des
doses atténuées, par conséquent de combiner la médication homœopathique avec toute autre médication sans
qu'elles s'annihilent, ni même se confondent ou se
nuisent en aucune manière (1). J'ai montré déjà, au
contraire, qu'elles pouvaient se seconder mutuellement,
c'est ce qu'il me reste à développer dans la seconde
partie de ce travail.

(1) Cette première partie de mes conclusions a reçu dans le congrès l'adhé-
sion de plusieurs de nos confrères, même parmi ceux qui sont restés le plus
fidèles à la tradition hahnemannienne ; je suis heureux de citer mon honorable ami le marquis de Nuñez et le docteur Jahr. Tous deux ont admis
l'efficacité des doses infinitésimales malgré l'action simultanée de médications
différentes ; tous deux aussi, je me hâte de le dire, ont fait leurs réserves quant
aux conséquences que j'en tire.

DEUXIÈME PARTIE

*La combinaison de la médication homœopathique infi-
nitésimale avec d'autres médications étant possible,
peut-elle être jamais utile?*

*Et, dans ce cas, doit-elle être admise uniquement
comme une exception, ou bien peut-elle devenir d'un
emploi assez général pour constituer une thérapeutique régulière?*

La solution de cette question serait dans la réponse à celle-ci : L'homœopathie satisfait-elle à toutes les exigences de la pratique, et celui qui l'applique, en se conformant rigoureusement aux préceptes du fondateur, est-il assuré du succès, dans les limites où le succès peut être raisonnablement espéré en médecine? Que chacun de nous interroge sa pratique et réponde.

Pour ma part, il y a longtemps que je me suis expliqué sur ce sujet (1), et que j'ai fait ressortir tout ce qui manquait encore à notre thérapeutique pour qu'elle atteignît le degré de certitude et de perfection que nous avons le droit d'attendre de ses principes, et dont le praticien surtout a un si impérieux besoin. Et que l'on ne se méprenne pas sur le sens de ce jugement : à Dieu ne plaise qu'il tende à mettre en question les grandes vérités qui sont le fondement de notre doctrine, ni à rabaisser la gloire de celui dont je m'honore d'être le disciple ! Malgré les critiques que la vérité m'oblige à

____

(1) *Lettre sur le progrès en homœopathie* (1855).

faire de l'homœopathie, et quoique je lui conteste 'd'être assez complète pour nous dispenser toujours d'avoir recours à d'autres moyens que ceux qu'elle met à notre disposition, ces réserves faites, je ne la considère pas moins comme supérieure à la médecine traditionnelle par sa loi thérapeutique, sa méthode d'expérimentation pure et par ses préparations infinitésimales, et, si j'étais condamné à choisir entre l'une et l'autre, je n'hésiterais pas à préférer, et de beaucoup, l'homœopathie avec les ressources si abondantes et si variées de sa matière médicale, avec l'échelle précieuse de sa posologie, et avec les effets si puissants et si doux de ses doses infinitésimales. Celui qui a appris à se servir de pareils moyens ne saurait plus s'en passer. Mais, quelque grand que soit l'avantage de l'homœopathie dans cette comparaison avec l'autre médecine, elle n'en reste pas moins fort éloignée encore de la perfection dont nous sentons chaque jour le besoin, et c'est alors que nous sommes autorisés à chercher en dehors d'elle les compléments qui lui manquent.

Pourquoi en dehors d'elle? s'empressera-t-on de me répondre. Pourquoi changer de voie lorsque celle où nous marchons nous conduit de plus en plus vers la vérité? Ne nous suffit-il pas d'aller devant nous, de développer l'application de nos principes, d'enrichir notre matière médicale, d'en choisir et d'en classer les matériaux encore confus, et de résoudre tant de questions importantes qui se rattachent aux degrés des atténuations, aux doses, à leur répétition, etc.? Ces progrès nécessaires, je les appelle, moi aussi, de tous mes vœux, et je ne doute pas que leur réalisation n'ajoute beaucoup à la valeur de notre thérapeutique. Mais, sans élever un débat stérile sur le degré de perfection que ces divers progrès sont susceptibles de nous faire atteindre, on ne saurait me contester que, jusqu'à leur complète réalisation, nous ne soyons obligés de pourvoir aux besoins actuels de la pratique, et de combler les nombreuses lacunes que l'avenir seul est appelé à faire disparaître. C'est donc pour faire face à ces nécessités qu'il peut être utile de combiner avec les médicaments homœopathiques quelques-uns des moyens de la médecine ordinaire, et qu'il importe de rechercher quelles peuvent être la mesure et les conditions de cette combinaison.

Beaucoup d'entre nous y sont entraînés déjà par la force des choses. Malheureusement les scrupules d'école les poussent à cacher aux autres, à se dissimuler à eux-mêmes, les emprunts qu'ils font à l'ancienne médecine, et qu'ils craindraient que l'on interprétât comme une désertion de leurs principes. Il arrive aussi que, par une étrange inconséquence, ils admettent, sans trouble, certaines exceptions que rien ne saurait justifier dans la logique hahnemannienne : par exemple, tel qui croirait manquer à toutes les lois de l'homœopathie en faisant usage d'un purgatif, d'un narcotique ou d'un vésicatoire, prescrit en toute conscience des bains de mer, l'hydrothérapie, l'électricité, les eaux minérales, etc. J'appelle l'attention de mes confrères sur ces contradictions, d'abord parce qu'elles rendent évident le besoin que je signale d'un complément à nos ressources thérapeutiques, parce qu'elles doivent les rendre moins sévères envers cet empirisme ou au moins cet éclectisme pour lesquels ils ont tant de mépris, tout en lui payant plus d'un tribut, et enfin et surtout parce que les homœopathes, en reconnaissant ce besoin, et le déclarant sans détours, feraient cesser une situation pleine d'entraves pour le praticien, et compromettante pour la dignité du médecin. Reconnaître hautement que la grande et féconde réforme de Hahnemann n'a pas encore porté tous ses fruits, et que, même alors qu'elle les aura produits tous, elle laissera sans doute en dehors d'elle des vérités qu'il est de notre devoir d'accepter dès à présent et d'utiliser au profit de nos malades; dire cela avec une sincérité qui n'exclut nullement la fermeté de nos convictions comme homœopathes, c'est nous honorer, je l'affirme, en marchant, comme il convient, à la recherche du bien et de la vérité, par des voies ouvertes, et le front haut. Laissons des adversaires passionnés relever notre franchise comme un aveu d'impuissance, et notre éclectisme comme une double imposture où le drapeau de l'homœopathie cache celui de la médecine ordinaire, et où celle-ci nous prête des succès que nous exploitons au nom de l'homœopathie. Leurs injustes accusations, auxquelles nous sommes dès longtemps habitués, ne sauraient nous arrêter sur cette nouvelle route où certainement doivent se rencontrer et s'unir un jour les deux écoles qui aujourd'hui encore se croient séparées par un abîme, et qui ne le sont en réalité que par des préjugés et un faux respect humain.

Que Hahnemann ait lui-même autorisé par ses conseils et ses exemples quelques dérogations à l'exclusivisme de sa doctrine, nul ne l'ignore; mais elles ont été si peu nombreuses, et il a si précisément indiqué les circonstances tout exceptionnelles dans lesquelles on pouvait se les permettre, qu'il y aurait de l'injustice à y voir une contradiction avec ces principes. D'ailleurs, à mesure qu'il a avancé dans sa carrière et développé sa réforme, il a resserré le cercle de ces concessions, et s'est montré de plus en plus ennemi de tout ce qui ressemblait à un retour vers les anciens errements de la médecine, et d'une sévérité plus rigoureuse contre les disciples capables d'une semblable chute. Lorsque, dans les dernières années de sa vie, il prescrivait quelfois des lotions froides, ou employait l'électricité contre certaines paralysies, c'était uniquement en vue de réveiller la réaction vitale, et ce but parfaitement défini restait au moins conséquent avec sa théorie de la guérison. Loin de moi donc la pensée de me valoir de ces rares exceptions de la part de notre maître pour en tirer un argument en faveur de ma thèse. Je ne veux pas dissimuler au contraire combien étaient fortes et constantes ses convictions sur ce point, et ce n'est pas sans émotion que je me rappelle encore le noble vieillard découvrant son front vénérable, et levant vers le ciel un regard indigné lorsqu'un malade lui rendait compte du traitement plus ou moins énergique ou compliqué que d'autres médecins lui avaient fait subir.

Mais dans la rigueur avec laquelle il proscrivit définitivement cette combinaison des deux méthodes qu'il avait exceptionnellement admises, on aurait tort de voir une preuve que sa thérapeutique était devenue plus infaillible. Elle s'était sans doute perfectionnée par une plus longue pratique, et s'était enrichie de nouveaux médicaments ; cependant à l'époque même où Hahne-

mann avait porté l'homœopathie au degré de développement où il nous l'a léguée, alors que cinquante années d'observations et de recherches assidues l'avaient
mis en possession de cette immense expérience qu'illu-
minait en outre son génie, les résultats étaient loin de
répondre encore à tout ce qu'on était en droit d'attendre
de cette puissante incarnation de l'homœopathie. Ayant
eu l'un des derniers le rare privilége d'assister comme
disciple notre maître à la fin de sa carrière, j'ai pu
voir, au milieu des cures si nombreuses et souvent
merveilleuses qui attiraient la foule des malades au-
tour de lui, les insuccès regrettables qu'il aurait facile-
ment évités par quelques sages concessions sur son
exclusivisme thérapeutique. Dans le nombre je me bor-
nerai à en citer trois, qui m'étant personnels et relatifs
à des cas fort simples, offrent pour moi toutes les conditions de l'évidence.

Un de mes proches parents, jeune homme robuste
et sain d'ailleurs, contracta la gale en donnant des
soins à un malade. Conduit par moi à Hahnemann, il
persévéra pendant deux mois dans le traitement homœopathique le plus rigoureux. L'éruption néanmoins
ne cessait de faire de continuels progrès ; elle avait re-
vêtu le caractère pustuleux et s'accompagnait de si violentes démangeaisons que le pauvre patient n'avait plus de
repos ni le jour ni la nuit. Exténué, émacié, hors de lui,
il me demanda grâce, et je n'eus pas le courage d'exiger
de son affection une plus longue tentative. Quelques
bains sulfureux calmèrent de suite les démangeaisons
et amenèrent une prompte guérison. Qui pourrait douter que, dans un cas de ce genre, Hahnemann n'eût

fait plus sagement en prescrivant quelques-uns de ces bains, dans la limite strictement nécessaire pour apaiser le prurit et tuer les acares, sans chercher toutefois à faire disparaître l'éruption avant que l'économie eût été suffisamment pénétrée et modifiée par les médicaments homœopathiques propres à combattre les manifestations herpétiques qu'apportent les acares ou bien plutôt qu'ils ne font que développer ? C'est à cette manière de procéder que je me suis arrêté après m'être assuré par maintes tentatives infructueuses de l'inefficacité des doses infinitésimales seules dans la véritable gale (1).

Dans les deux autres faits, je fus moi-même le sujet de mon observation. A l'époque où je terminais mes études médicales, je fus pris, sans cause appréciable, d'une entéralgie qui ne s'accompagnait ni de nausées, ni d'évacuations alvines, ni de fièvre, ni d'aucun autre symptôme que je pusse constater ; c'était une douleur pressive, poignante, fixe, dans le flanc droit, un peu au-dessous du foie, qui semblait siéger à l'angle formé par le côlon ascendant et le côlon transverse ; cette douleur continue, invariable, me causait une angoisse extrême et m'arrachait des plaintes continuelles. Elle dura près de quarante-huit heures sans qu'aucun des médicaments que m'administra Hahnemann me procurât de

___

(1) J'ai coutume, dans les cas ordinaires, sans complications, de prescrire le *soufre en substance*, à l'intérieur, à la dose de 2 à 4 grammes en pastilles ou mêlé avec le miel blanc, et en même temps quelques bains sulfureux que j'éloigne à mesure que le prurit s'éteint, pour les remplacer bientôt par des bains simples ou d'eau de son ; en même temps je remplace le soufre en substance par la 1re trituration, puis la 3e, puis de plus hautes atténuations ou par d'autres médicaments, suivant les indications.

soulagement. Ce ne fut que vers la fin du deuxième jour que la douleur commença à diminuer graduellement, puis disparut. J'avais résisté courageusement, pendant la durée de cette indisposition, aux sollicitations de mes amis, étudiants en médecine comme moi, qui avaient naturellement les mains pleines de calmants et de médications expéditives. Un an plus tard, je fus repris de la même souffrance; mais, d'impérieuses nécessités ne me permettant pas de garder patiemment le lit pour un nouvel essai homœopathique, je tentai la chance d'un purgatif qui me paraissait indiqué par la constipation et par l'état manifestement spasmodique de l'intestin. Je pris donc, non sans rougir de ma faiblesse, deux verres d'eau de Sedlitz, qui, au bout d'une heure, firent cesser la douleur en provoquant quelques garde-robes. Je suis très-convaincu qu'un médicament homœopathique, parfaitement en rapport avec l'état où je me trouvais, aurait enlevé la douleur non moins rapidement que le purgatif, et sans m'exposer à aucun des effets fâcheux que celui-ci peut provoquer lorsqu'il existe quelque contre-indication inaperçue. Mais quoi de plus difficile que le choix du médicament homœopathique là où il n'y a qu'un symptôme unique, invariable, sans caractère tranché? A moins d'un hasard heureux, les tâtonnements sont inévitables; ce fut le cas de Hahnemann dans cette circonstance. Reconnaissons-le, dans toutes celles du même genre ou plus pressantes encore, le secours d'un moyen palliatif ou autre, rapide du moins, est commandé par la nécessité, je dirai plus, par la conscience.

Le dernier fait est celui-ci : je fus pris, aux environs

de Bordeaux, non loin du Médoc, où les fièvres inter-
mittentes sont endémiques, d'accès de fièvres tierces,
qui devinrent bientôt quotidiens, puis se répétèrent deux
fois par vingt-quatre heures, séparés par une courte ré-
mission et prenant de plus en plus d'intensité. Ils étaient
accompagnés d'anorexie complète, d'une soif ardente,
de diarrhée, d'insomnie, d'angoisses hypochondriaques
avec étouffements. Mes forces s'épuisaient rapidement,
et, au bout de dix-huit à vingt jours, à dater du début,
mon état inspirait de sérieuses inquiétudes à ma famille.
Durant tout ce temps, j'avais informé régulièrement
Hahnemann de ma situation, et il avait bien voulu m'en-
voyer des médicaments qui, malheureusement, quand
ils arrivaient, ne correspondaient plus au tableau des
symptômes pour lequel il me les avait prescrits, et restaient sans effet sur la maladie. Mais le fâcheux, c'est
qu'Hahnemann me recommandait très-instamment de
ne point prendre de sulfate de quinine; aussi rcpous-
sais-je très-énergiquement ce moyen qu'on ne cessait de
m'offrir. Cependant le mal grandissant toujours, on
finit par triompher de mes résistances, et quelques
doses de sulfate de quinine suffirent pour enrayer les
accès et me rendre bientôt la santé. L'homœopathie
aurait-elle triomphé aussi sûrement de cette fièvre pa-
ludéenne? Je l'admettrai non sans réserve; on m'ac-
cordera du moins qu'ici les conditions la rendaient
forcément impuissante, inapplicable, que le sulfate de
quinine devenait nécessaire, et que le rigorisme d'Hahnemann m'eût été infailliblement fatal. Ne le serait-il
pas également dans d'autres cas du même genre où le
médecin ne trouverait pas assez promptement le médi-

cament curatif, surtout dans les fièvres pernicieuses?
J'ai vu de bien tristes effets de cette obstination d'école
dont il est temps de nous départir.

Il me serait facile de multiplier les exemples dans lesquels je vis, entre les mains de notre maître, se prolon-
ger ou se compliquer d'une manière fâcheuse des états
morbides que l'intervention d'une médication auxiliaire
aurait terminés d'une manière plus rapide ou plus heu-
reuse. Et là il n'y a pas à invoquer le manque de connaissances ni d'expérience suffisantes du médecin ; la
pratique de notre maître alors était la dernière et la plus
parfaite expression de l'homœopathie; ce qu'il ne réa-
lisait pas, c'était l'homœopathie elle-même qui ne pouvait encore le réaliser : a-t-elle la prétention de faire
beaucoup mieux aujourd'hui?

En concluant à l'utilité de ces auxiliaires puisés dans
la médecine ordinaire, je soulève inévitablement une
objection que je ne veux point passer sous silence : la
médication par les contraires devant figurer souvent
parmi celles que l'homœopathe appellera à son aide, il
se trouvera dans cette étrange situation d'appliquer à la
fois sur le même sujet la méthode des *semblables* et
celle des *contraires*, c'est-à-dire d'agir dans deux direc-
tions diamétralement opposées, sans qu'il lui soit possible de prévoir, en admettant qu'elles ne se neutralisent
pas, laquelle prévaudra, ni quels effets en résulteront,
contradiction révoltante en principe, inadmissible en
fait. — Dans ce travail, où je me suis placé sur le terrain de la pratique, je pourrais me borner à renvoyer à
celle-ci, et invoquer l'expérience qui prouve, en dépit
de tous les raisonnements, que les deux médications

opposées peuvent s'appliquer en même temps sans qu'elles se contrarient et déterminer tous les bons effets dont chacune est capable. Toutefois je ne veux pas laisser subsister cette objection qui n'est que spécieuse, et qui ne s'appuie que sur une hypothèse dont il est facile de montrer le peu de fondement. On y suppose que les deux agents homœopathique et allopathique, l'un *semblable* l'autre *contraire*, vont se rencontrer dans l'organisme et s'opposer l'un à l'autre, absolument comme dans l'esprit les deux termes se rencontrent et se repoussent. Or, il résulte de ce que j'ai établi dans la première partie de ce travail, que les choses sont loin de se passer ainsi : il ne faut pas perdre de vue les caractères essentiels des deux genres de médications, qui sont l'une à doses *atténuées*, l'autre à doses *massives*, par conséquent douées de propriétés différentes, agissant sur des sphères de l'organisme d'autant moins les mêmes, et, si je puis ainsi dire, d'autant plus éloignées, que le degré d'atténuation de l'agent homœopathique est plus élevé. De là résulte nécessairement que ces deux médications, n'agissant pas sur les mêmes points de l'organisme, ne sauraient ni s'y rencontrer, ni s'y modifier réciproquement en aucune façon. L'antagonisme, que l'on invoque, est purement chimérique, et dans cette combinaison de moyens *semblables* et *contraires*, il n'y a logiquement nulle inconséquence, pratiquement nulle incompatibilité; il y a deux ordres de moyens qui, considérés séparément, paraissent bien avoir sur l'économie une manière d'opérer tout opposée, mais qui, étant différents de nature, ont aussi des affinités et des aptitudes différentes, qui leur font suivre des voies diverses, atteindre d'autres côtés de la fibre vivante, et qui leur permettent de remplir simultanément, et sans se nuire, des indications distinctes. On peut donc faire varier le moment de leur application, leurs rapports et leur durée suivant toutes les exigences de la pratique sans se préoccuper de cette antithèse des semblables et des contraires, qui est bien plus dans les mots que dans les choses, et qui, alors même qu'elle est réelle, n'a pas les conséquences qu'on lui attribue, par les raisons que je viens de dire et sans doute par d'autres que l'étude nous révélera plus tard. Du reste, je le répète, c'est aux faits cliniques que j'en appelle, et si nous recherchons quels sont les rapports dans lesquels peuvent s'y rencontrer les deux ordres de moyens *semblables* et *contraires*, nous voyons qu'on peut les ramener à trois groupes principaux :

Un premier, dans lequel des médicaments *contraires* à doses massives seront administrés à l'intérieur, en même temps que des médicaments homœopathiques atténués.

Un second groupe dans lequel la médication *con- traire* sera employée d'une manière directe, soit interne, soit externe, le médicament *semblable* étant administré à l'intérieur.

Un troisième, enfin, dans lequel la médication, tout externe, sera à la fois *semblable* et *contraire*.

Au premier groupe correspondent les faits suivants : une insomnie avec grande excitation nerveuse compliquant une phlegmasie (une pneumonie, par exemple), est traitée par un opiacé, en même temps que *phosphore* et *bryone* à la 12e dilution sont administrés contre la pneumonie. — Une chlorose avec dyspepsie est traitée par l'eau ferrugineuse digestive de Bussang, ou ferrugineuse et reconstituante de Kissingen, aux repas, et par *pulsatille* et *soufre* à la 12e ou 30e dilution. — Un refroidissement, dans ses symptômes initiaux, est traité par les boissons et applications chaudes et par *bryone* ou *aconit* en dilutions, etc.

Au deuxième groupe correspondent les faits suivants: tumeur phlegmoneuse combattue par cataplasmes ou fomentations émollientes, et à l'intérieur *hepar sulf.*, *aconit* ou *belladone* en dilutions. —Embarras gastrique avec constipation opiniâtre; purgatif doux et *nux vom.* ou *ipeca* en dilutions. — Dysenterie avec violent ténesme : petits lavements laudanisés, et *merc. corros.* en dilution. — Paralysies : application de l'électricité, et *bellad.* ou *rhus* atténués à l'intérieur (Hahnemann lui-même procédait parfois ainsi).

Au troisième groupe, qui est peut-être le plus frappant, se rapporte d'abord ce fait très-commun de plaies contuses plus ou moins considérables, traitées par des lotions et applications continues d'eau froide mêlée de teinture d'*arnica*. Là nous voyons l'eau froide combattre les éléments phlegmasie et douleur en soustrayant le calorique et engourdissant la sensibilité, et l'*arnica* combattre le traumatisme en excitant la circulation capillaire et favorisant la résolution. — Autre fait analogue : un sujet nerveux, épuisé, frileux, est soumis aux lotions ou douches d'eau froide en vue de réveiller la réaction vitale, les fonctions de la circulation et de la peau, mais, après l'application de l'eau froide, il reste transi, les extrémités glacées et exsangues ; alors on le frictionne avec vigueur, on l'enveloppe chaudement, on l'expose même un moment à la chaleur directe du feu pour solliciter la réaction en défaut. Ou inversement, on le soumet d'abord à l'action de la chaleur, à une *sudation*, pour activer énergiquement la circulation, puis on lui administre la douche froide, après quoi de nouveau les moyens de calorification sont mis en jeu, frictions, vêtements chauds, exercice. Qu'est cela sinon l'application à la fois du procédé *homœopathique* par le froid et *contraire* par le chaud?

Dans ces deux faits et dans ceux qui précèdent, où est la contradiction prétendue? où est l'impossibilité logique ou pratique de concilier et d'admettre les deux termes opposés? où est la difficulté de faire d'avance la part de chaque facteur et de les utiliser à son gré? Gardons-nous de toutes ces préventions qui nous hérissent contre l'évidence, et de ces mots surtout qui nous font illusion et suffisent pour obscurcir notre jugement.

II

Évidemment utile dans les cas que je viens d'indiquer, souvent même nécessaire, la combinaison de l'homœopathie et de l'autre médecine peut-elle devenir d'un emploi assez général pour constituer une thérapeutique nouvelle, embrassant à la fois toutes les ressources de la médecine?

Une réponse complète à cette question demanderait des développements que ne comportent ni les proportions, ni l'objet de ce travail; ce serait plus qu'une affirmation à démontrer, ce serait une méthode à instituer avec ses règles et ses procédés. Mes prétentions ne vont pas si loin aujourd'hui; mon but a été uniquement de faire admettre la possibilité de combiner les deux méthodes, laissant à chacun le soin de faire à l'une et à l'autre la part qu'il jugera convenable, large ou restreinte, exceptionnelle ou constante, suivant son point de vue et les enseignements de l'expérience. De la mienne, ce que je puis dire c'est que, après avoir débuté par quelques essais timides, j'ai été enhardi par le succès, et que j'en suis arrivé maintenant à donner habituellement pour complément aux agents homœopathiques des pratiques hygiéniques générales ou spéciales, et les diverses médications qui me donnent les moyens de remplir le mieux les indications auxquelles j'ai à satisfaire. Il y a plus, j'ai été conduit par mes essais dans cette voie à combiner l'action des médicaments homœopathiques eux-mêmes, non pas en les administrant simultanément, mais en les faisant alterner à des intervalles plus ou moins rapprochés. J'ai généralisé par là un procédé que Hahnemann avait autorisé autrefois (*Organon*, 1re édition, § 143) comme une ressource pour parer à l'insuffisance du nombre de médicaments alors expérimentés, mais que par la suite il n'a plus admis que dans quelques cas particuliers, soit quand il faisait intervenir dans le cours d'un traitement un médicament qu'il appelait intercurrent, soit lorsqu'il faisait alterner deux médicaments comme le *rhus* et la *bryone* dans certaines formes de typhus.

D'autres homœopathes, et des mieux autorisés, ont été plus loin : Hering a conseillé d'alterner méthodique-

ment certains médicaments, tantôt aux mêmes atténuations, comme il le fit pour *bryone* et *pulsatille* dans une
hydropisie, tantôt à des doses différentes, comme dans
un cas de maladie du foie, où il prescrivit du suc de *rue*
et la *fève de Saint-Ignace* à la 12e dilution, ou encore contre la colique de l'Amérique du Nord, qu'il
a combattue avec la *coloquinte* à la 30e dilution alter-
née avec le café à l'eau (1).

Gross (2), Rummel, Hartmann, Muhlenbein (3),
Ægidi (4), Hirsch (5), ont recommandé aussi d'alterner deux ou plusieurs médicaments, les uns seulement
dans des cas particuliers, les autres d'une manière plus
générale.

Quelques-uns enfin, revenant sans hésiter à la polypharmacie, ont préconisé l'administration de plusieurs
médicaments réunis dans une même potion; de ce
nombre ont été Ægidi (6), Attomyr (7), Molin père (8).

En lisant les considérations que ces divers praticiens
ont fait valoir pour justifier des procédés qui s'éloi-
gnent si manifestement de nos principes, on voit que,
malgré les nombreuses acquisitions de notre matière
médicale et les développements apportés par Hahnemann à sa doctrine, ils se fondent, non plus comme il le
faisait lui-même dans la première édition de l'*Organon*,

(1) *Archives*, t. XIII, cahier 3.
(2) *Archives*, t. XIV, cahier 3.
(3) *Allg. hom. Zeit.*, t. XVII, n° 6.
(4) *Archives*, t. XIV, cahier 3.
(5) *Allg. hom. Zeit.*, t. V, n° 16.
(6) *Loc. cit.*
(7) *Allg. hom. Zeit.*, 20 juillet 1835.
(8) *Journal de la médecine hahnemannienne*, t. II, p. 451.

sur l'insuffisance du nombre des médicaments étudiés, mais sur l'incertitude du choix qu'on doit en faire, et sur l'impossibilité trop fréquente de remplir avec un seul médicament les indications multiples qui se présentent dans presque chaque cas morbide. C'est bien aussi pour parer à cette double difficulté que j'ai recours si souvent à l'alternance des médicaments. Il est bien rare, en effet, qu'un seul couvre exactement tout le tableau des symptômes, et surtout réponde à la fois aux principales indications que ceux-ci expriment. C'est une des grandes difficultés de la pratique homœopathique que la rencontre du médicament qui réunit ces conditions nécessaires. Nous perdons à le chercher un temps considérable, et, le plus souvent, ne le trouvant pas, nous sommes réduits à ne remplir à la fois qu'une partie des indications et à n'attaquer la maladie que successivement et en détail. Il y aurait de sérieuses critiques à faire de cette règle établie par Hahnemann, qui prescrit d'opposer, terme pour terme, les symptômes du médicament aux symptômes de la maladie. C'est un pur empirisme que les résultats mêmes sont loin de justifier; ils nous montrent, au contraire, à chaque instant, des guérisons rapides et complètes obtenues par un médicament qui ne répondait qu'à une petite partie des symptômes, qu'à un seul parfois, et des insuccès fréquents avec des médicaments dont la symptomatologie semblait calquée sur l'état morbide. Ces résultats ne mettent pas en question la loi des semblables, mais la manière dont nous interprétons et appliquons la similitude; ils attestent que au-dessus de cette recherche étroite et toute littérale du *similia*, il y a une étude et un choix à faire des traits essentiels qui seuls caractérisent la ressemblance homœopathique, et qui seuls fournissent les indications pour le choix du médicament. Ce sera un immense progrès accompli en homœopathie lorsque, de son point de vue, on aura fixé, en pathologie, les indications qui sont à remplir dans chaque cas particulier de maladie, et, en thérapeutique, les indications que chaque médicament est plus spécialement apte à remplir. La comparaison attentive des effets physiologiques des médicaments principaux de notre matière médicale permet déjà d'en préciser quelques-unes, ce sera l'œuvre d'une méthode de les déterminer toutes.

Mais est-ce uniquement en attendant l'accomplissement de cet important progrès qu'il nous est permis de recourir à l'alternance de deux ou de trois médicaments homœopathiques, lorsque nous n'en trouvons pas un qui réunisse tous les symptômes du cas morbide? Ce que je viens de dire permet de pressentir que cette alternative est pour moi autre chose qu'un expédient temporaire, qu'une sorte de pis-aller pratique; non, ces combinaisons des diverses ressources de la thérapeutique et de celles-ci avec celles de l'hygiène sont et seront de tout temps commandées par notre sujet toujours multiple sous son unité. Ne voir, comme Hahnemann, dans la maladie, qu'un seul fait, le désaccord de la force vitale, et qu'un seul agent à lui opposer, celui qui exprime le plus fidèlement toutes les manifestations de ce désaccord, ou n'y voir, comme les spécifistes, à quelque école qu'ils apartiennent, qu'un organe, un tissu ou un élément dont la lésion domine et commande toutes les manifestations de la maladie, et ne réclame que le seul médicament qui est spécial contre cette lésion, c'est méconnaître le caractère essentiellement complexe de tout état morbide et les éléments divers dont il se compose; c'est oublier que la maladie, comme la vie, de laquelle elle participe, est un ensemble de faits et d'actions auquel doit correspondre un ensemble de modificateurs, et que c'est l'exception lorsqu'un seul peut suffire. C'est pourquoi la combinaison, non-seulement des moyens empruntés aux différentes méthodes, mais de ceux que nous fournit l'homœopathie, est le plus souvent nécessaire pour assurer la guérison et pour la rendre plus prompte; et quant à la combinaison des médicaments homœopathiques entre eux, l'alternance est le procédé qu'il faut préférer et qui se recommande à plusieurs titres. Non-seulement il permet d'agir sur plusieurs points à la fois, et de remplir toutes les indications auxquelles un seul médicament ne répond que rarement; mais il a l'avantage de ménager beaucoup les forces réactives de l'organisme en ne les sollicitant pas toujours dans le même sens, ainsi que cela arrive lorsqu'on persiste dans l'emploi d'un médicament. L'alternance n'a pas non plus les défauts de l'administration simultanée de deux ou plusieurs médicaments qui peuvent former de véritables composés dont les conséquences soient très-inattendues, et qui, dans tous les cas, ne permettent plus de discerner suffisamment la part de chacun des éléments dans l'effet général.

Aux ressources de l'alternance viennent s'ajouter toutes celles que l'on peut tirer de la différence de dilution des médicaments que l'on fait alterner. Nous savons tous (et je l'ai rendu évident dans mon mémoire sur la *Différence d'action des médicaments atténués et de ceux qui sont à l'état naturel*), nous savons, dis-je, que les basses atténuations conservent en général, beaucoup plus que les hautes, les propriétés électives ou spéciales de chaque médicament, ce que j'appelle leur action directe, absolue, ce que le docteur Jousset (1) a fort bien appelé aussi leur action *nécessaire*, tandis que les atténuations plus élevées ont une action plus générale, plus relative à l'idiosyncrasie et à l'état particulier du sujet; de là deux modes d'action, dont on peut tirer parti avec grand avantage sans sortir de la médication purement homœopathique. Ainsi l'on peut se servir de l'action élective des basses dilutions pour modifier directement un organe, tandis que par les dilutions plus hautes, nous nous adressons à l'ensemble et à des troubles plus généraux. Les applications de ce procédé peuvent varier beaucoup suivant les effets que le praticien se propose d'obtenir, suivant la sensibilité des sujets et les complications qui se présentent. Les exemples suivants peuvent en donner une idée :

Dans une angine phlegmoneuse avec fièvre, anxiété, retard des règles, *bellad.*, *hepar. sulf.* ou *baryt. carb.*, sera administré en basse dilution, et alterné avec *pulsat.* à la 12ᵉ ou 24ᵉ.

Chez un enfant scrofuleux, prenant de l'*iode* à une basse atténuation pour un engorgement des glandes sous-maxillaires et du cou, on alternera la *chamom.* en dilution plus ou moins élevée pour combattre les

____

(1) Réponse au docteur Diday. *Art méd.*, août 1867.

douleurs de gencives, la diarrhée avec coliques et l'irritabilité provoquée par le travail de la dentition.

Un sujet atteint d'une blennorrhagie pour laquelle il prend *solubilis* ou *orpiment*, etc., en basse trituration, alternera avec avantage l'*acide phosph.* à la 24e dilution contre une tendance aux pollutions répétées, avec faiblesse des lombes et hypochondrie.

Bien d'autres conditions sont susceptibles de commander cette combinaison des hautes, des moyennes et des basses dilutions, et de nous mettre à même d'utiliser cette vaste échelle des atténuations homœopathiques qui est une de nos richesses, et dont nous ne savons presque pas tirer parti ; mais c'est un sujet que je dois me borner à indiquer.

Quelques médecins, le docteur Roux (de Cette) (1) et le docteur Gauwerki (de Soest) (2) ont conseillé, non pas d'alterner les médicaments à des dilutions différentes dans le but que je viens d'indiquer, mais d'administrer à la fois les dilutions extrêmes et moyennes d'un même médicament afin d'en mieux assurer l'action. Ils se fondent sur cette considération que, tels symptômes résultant d'une basse dilution, tels autres seulement d'une dilution plus élevée, une dilution isolée peut ne représenter qu'une partie des symptômes d'un médicament, et se trouver par là incomplétement homœopathique ; d'où cette conclusion que *la somme des propriétés d'un médicament ne se manifestant que dans l'ensemble de ses diverses dilutions,* c'est en mélangeant

(1) *Journal de la Soc. de méd. hom.*, t. VI, p. 602.
(2) Cité par le docteur Roth., *Journ. de la Soc. gallic.*, t. IV, p. 281.

les dilutions d'un médicament que l'on en peut obtenir tous les effets curatifs.

Ces médecins reconnaissent donc, comme moi, qu'il y a des différences importantes dans l'action des médicaments suivant le degré de leur atténuation; quant aux conséquences qu'ils en tirent, elles sont tout autres et prêtent le flanc à plus d'une critique.

On ne manquera pas de reprocher à toutes ces combinaisons soit des médicaments homœopathiques avec d'autres médications, soit de ces mêmes médicaments entre eux, de ne pas permettre de distinguer suffisamment les effets d'aucun des agents employés concurremment, ni de discerner dans les résultats obtenus la part qui revient à chacun des éléments du traitement. On y verra de plus un retour vers cette polypharmacie si sévèrement critiquée par Hahnemann et même par bon nombre de nos adversaires qui ne reconnaissent à l'homœopathie d'autre mérite que d'avoir amené les médecins à l'emploi des médicaments simples.

Il y a là deux accusations, dont la seconde, celle du retour à la polypharmacie, ne saurait être sérieusement soutenue. La polypharmacie est l'association dans une même formule de médicaments plus ou moins bien connus quant à leurs effets cliniques, association le plus souvent empirique, et qui, aux incertitudes sur l'action particulière de chaque médicament vient ajouter toutes celles qui résultent de leur mélange. C'est à bon droit que les médecins repoussent en principe les médications de ce genre, quoiqu'il y ait cependant des exceptions à admettre en faveur de certaines préparations, complexes il est vrai, mais bien définies, et dont l'efficacité a fait

ses preuves dans des affections à formes assez constantes
pour qu'elles se prêtent à une comparaison et à une
appréciation suffisamment exacte des résultats cliniques
dont elles sont l'objet.

Mais il n'y a rien de commun entre la polypharmacie
et les diverses combinaisons que j'ai recommandées.
Dans celles-ci, si nous considérons d'abord la part faite à
l'homœopathie seule, nous voyons qu'elle ne porte que sur
des médicaments simples, administrés isolément, quoiqu'ils puissent être plus ou moins rapprochés dans leur
emploi alternatif, et ces médicaments ont été chacun
préalablement étudiés sur l'homme sain, puis sur
l'homme malade; ils nous sont donc parfaitement connus, et ce n'est même qu'à cette condition qu'il nous
est permis d'en faire l'usage que j'indique. Quant aux
médications puisées dans l'autre médecine, je ne parle
que de celles qui sont, elles aussi, et le plus simples et
le mieux connues dans leurs effets physiologiques ou au
moins dans leurs propriétés modificatrices et curatives.
Que dans cette association des uns et des autres il ne
soit pas toujours possible de reconnaître l'œuvre de
chacun, soit dans la cure, soit dans les effets nuisibles
qui peuvent se produire, je ne le conteste pas. Mais il
ne faut pas oublier que l'objet d'une pareille méthode
n'est pas d'expérimenter des agents pour en déterminer les propriétés, qu'il est de guérir ou au moins de
soulager plus vite et plus complétement à l'aide d'un ensemble d'agents déjà étudiés et dont on sait assez exactement d'avance ce qu'on peut en attendre. Que pour l'é-
tude, tant physiologique que clinique, des divers agents
curatifs on s'en tienne rigoureusement à la simplicité

introduite par Hahnemann, et qui est l'unique moyen
de constituer la thérapeutique sur une base scientifique, que là aussi où un seul agent peut suffire pour
la cure on se garde de toute combinaison superflue, ce
sont des vérités trop évidentes et désormais trop élémen-
taires pour que j'aie besoin d'en faire l'objet de réserves
expresses. Mais entre cette simplicité nécessaire comme
méthode d'observation, et la simplicité pratique, qui est
l'idéal, peut-être réalisable un jour, de la perfection pratique, il y a place, il y aura place longtemps pour les
combinaisons diverses que commandent l'imperfection de
nos connaissances et les impérieuses nécessités de notre
mission. Repousser ces combinaisons au nom de la
science avant que cette science ne soit, c'est de la témé-
rité; les repousser au nom de la vérité, lorsque la vérité
au contraire les justifie et les consacre, c'est un aveugle-
ment impardonnable, en médecine surtout où tant d'autres que nous ont à souffrir de notre erreur. Je crois
donc remplir un devoir et rendre service à mes confrères en appelant leur attention sur toutes les considérations qui précèdent et qui se résument dans ces propositions :

1° Les médicaments homœopathiques à doses infinitésimales peuvent se combiner avec d'autres médications ;

2° Ils peuvent également se combiner entre eux aux
mêmes dilutions ou à des dilutions différentes. L'alternance est alors le procédé à préférer, et le médecin homœopathe peut y trouver de nombreuses ressources, dont
on n'a pas assez tiré parti jusqu'ici ;

3° Ces diverses combinaisons non-seulement peuvent

être utiles à titre d'expédient dans quelques cas urgents, mais peuvent et doivent devenir d'un emploi assez général pour constituer une thérapeutique régulière qui aura un jour ses principes et sa méthode.

Alors disparaîtra, dans l'unité de la médecine, cet antagonisme déplorable entre ce que l'on a appelé l'*homœopathie* et l'*allopathie*, et, loin que la gloire de Hahnemann ait à en souffrir, elle y gagnera tout ce que les générations médicales, aujourd'hui si injustes envers lui, auront alors pour son génie de respect et de reconnaissance.

FIN

TABLE DES MATIÈRES

PARIS. — IMP. SIMON RAÇON ET COMP., RUE D'ERFURTH, 1.

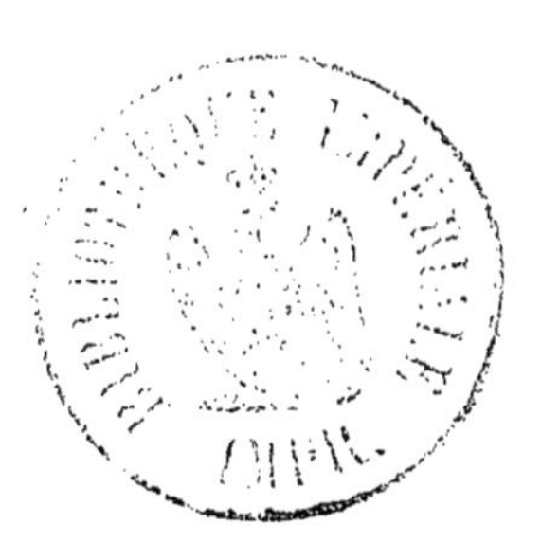

113.